This Journal Belongs to:

_____

_____

_____

Let's get social! Find us at @sheisinspiredco

Self-Care

noun: **self-care**
The practice of taking action to preserve or improve one's own health.

Self-care helps us to take care of both emotional and physical health.

It isn't optional, it isn't selfish!

This journal will guide you to set self-care goals and track your habits that support your well-being from daily gratitude, to workouts, to moods and sleep. It's all part of self-care.

You've got this!

Self-Care Goals

TIME FRAME	MY GOALS	STEPS I'LL TAKE

Self-Care CHECKLIST

Month _____

MORNING ROUTINE

	1	2	3	4	5	6	7	8	9	10	11	12	13	14	15	16	17	18	19	20	21	22	23	24	25	26	27	28	29	30	31
	☐	☐	☐	☐	☐	☐	☐	☐	☐	☐	☐	☐	☐	☐	☐	☐	☐	☐	☐	☐	☐	☐	☐	☐	☐	☐	☐	☐	☐	☐	☐
	☐	☐	☐	☐	☐	☐	☐	☐	☐	☐	☐	☐	☐	☐	☐	☐	☐	☐	☐	☐	☐	☐	☐	☐	☐	☐	☐	☐	☐	☐	☐
	☐	☐	☐	☐	☐	☐	☐	☐	☐	☐	☐	☐	☐	☐	☐	☐	☐	☐	☐	☐	☐	☐	☐	☐	☐	☐	☐	☐	☐	☐	☐
	☐	☐	☐	☐	☐	☐	☐	☐	☐	☐	☐	☐	☐	☐	☐	☐	☐	☐	☐	☐	☐	☐	☐	☐	☐	☐	☐	☐	☐	☐	☐
	☐	☐	☐	☐	☐	☐	☐	☐	☐	☐	☐	☐	☐	☐	☐	☐	☐	☐	☐	☐	☐	☐	☐	☐	☐	☐	☐	☐	☐	☐	☐
	☐	☐	☐	☐	☐	☐	☐	☐	☐	☐	☐	☐	☐	☐	☐	☐	☐	☐	☐	☐	☐	☐	☐	☐	☐	☐	☐	☐	☐	☐	☐
	☐	☐	☐	☐	☐	☐	☐	☐	☐	☐	☐	☐	☐	☐	☐	☐	☐	☐	☐	☐	☐	☐	☐	☐	☐	☐	☐	☐	☐	☐	☐

AFTERNOON ROUTINE

	1	2	3	4	5	6	7	8	9	10	11	12	13	14	15	16	17	18	19	20	21	22	23	24	25	26	27	28	29	30	31
	☐	☐	☐	☐	☐	☐	☐	☐	☐	☐	☐	☐	☐	☐	☐	☐	☐	☐	☐	☐	☐	☐	☐	☐	☐	☐	☐	☐	☐	☐	☐
	☐	☐	☐	☐	☐	☐	☐	☐	☐	☐	☐	☐	☐	☐	☐	☐	☐	☐	☐	☐	☐	☐	☐	☐	☐	☐	☐	☐	☐	☐	☐
	☐	☐	☐	☐	☐	☐	☐	☐	☐	☐	☐	☐	☐	☐	☐	☐	☐	☐	☐	☐	☐	☐	☐	☐	☐	☐	☐	☐	☐	☐	☐
	☐	☐	☐	☐	☐	☐	☐	☐	☐	☐	☐	☐	☐	☐	☐	☐	☐	☐	☐	☐	☐	☐	☐	☐	☐	☐	☐	☐	☐	☐	☐
	☐	☐	☐	☐	☐	☐	☐	☐	☐	☐	☐	☐	☐	☐	☐	☐	☐	☐	☐	☐	☐	☐	☐	☐	☐	☐	☐	☐	☐	☐	☐
	☐	☐	☐	☐	☐	☐	☐	☐	☐	☐	☐	☐	☐	☐	☐	☐	☐	☐	☐	☐	☐	☐	☐	☐	☐	☐	☐	☐	☐	☐	☐
	☐	☐	☐	☐	☐	☐	☐	☐	☐	☐	☐	☐	☐	☐	☐	☐	☐	☐	☐	☐	☐	☐	☐	☐	☐	☐	☐	☐	☐	☐	☐

EVENING ROUTINE

	1	2	3	4	5	6	7	8	9	10	11	12	13	14	15	16	17	18	19	20	21	22	23	24	25	26	27	28	29	30	31
	☐	☐	☐	☐	☐	☐	☐	☐	☐	☐	☐	☐	☐	☐	☐	☐	☐	☐	☐	☐	☐	☐	☐	☐	☐	☐	☐	☐	☐	☐	☐
	☐	☐	☐	☐	☐	☐	☐	☐	☐	☐	☐	☐	☐	☐	☐	☐	☐	☐	☐	☐	☐	☐	☐	☐	☐	☐	☐	☐	☐	☐	☐
	☐	☐	☐	☐	☐	☐	☐	☐	☐	☐	☐	☐	☐	☐	☐	☐	☐	☐	☐	☐	☐	☐	☐	☐	☐	☐	☐	☐	☐	☐	☐
	☐	☐	☐	☐	☐	☐	☐	☐	☐	☐	☐	☐	☐	☐	☐	☐	☐	☐	☐	☐	☐	☐	☐	☐	☐	☐	☐	☐	☐	☐	☐
	☐	☐	☐	☐	☐	☐	☐	☐	☐	☐	☐	☐	☐	☐	☐	☐	☐	☐	☐	☐	☐	☐	☐	☐	☐	☐	☐	☐	☐	☐	☐
	☐	☐	☐	☐	☐	☐	☐	☐	☐	☐	☐	☐	☐	☐	☐	☐	☐	☐	☐	☐	☐	☐	☐	☐	☐	☐	☐	☐	☐	☐	☐
	☐	☐	☐	☐	☐	☐	☐	☐	☐	☐	☐	☐	☐	☐	☐	☐	☐	☐	☐	☐	☐	☐	☐	☐	☐	☐	☐	☐	☐	☐	☐

MONTHLY REFLECTION

Monthly **MOOD LOG**

HAPPY

SAD

TIRED

SICK

STRESSED

UNHAPPY

EXCITED

ANGRY

NERVOUS

ENERGETIC

FOCUSED

MOTIVATED

1 2 3 4 5 6 7 8 9 10 11 12 13 14 15 16 17 18 19 20 21 22 23 24 25 26 27 28 29 30 31

MONTH

Gratitude **TRACKER**

USE THE STEPPING BLOCKS BELOW TO FILL IN THE DAYS
WHERE YOU FELT GRATEFUL.

MONTH: _____

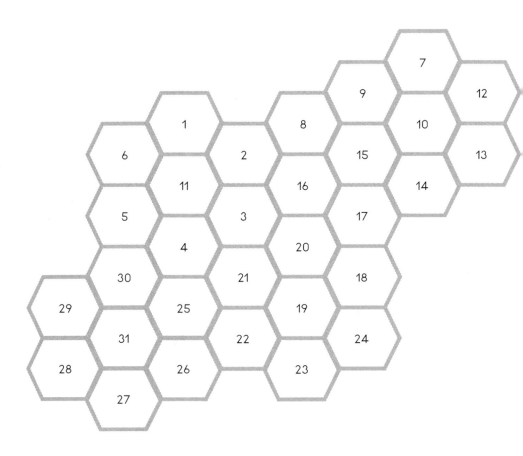

Gratitude LOG

DAY	TODAY I AM GRATEFUL FOR:
1	
2	
3	
4	
5	
6	
7	
8	
9	
10	
11	
12	
13	
14	
15	
16	
17	
18	
19	
20	
21	
22	
23	
24	
25	
26	
27	
28	
29	
30	
31	

GRATEFUL *Heart*

WHAT I AM MOST GRATEFUL FOR

PEOPLE

1 _____
2 _____
3 _____
4 _____
5 _____
6 _____
7 _____

PLACES

1 _____
2 _____
3 _____
4 _____
5 _____
6 _____
7 _____

MEMORIES

1 _____
2 _____
3 _____
4 _____
5 _____
6 _____
7 _____

PERSONAL MILESTONES

1 _____
2 _____
3 _____
4 _____
5 _____
6 _____
7 _____

WORK LIFE

1 _____
2 _____
3 _____
4 _____
5 _____
6 _____
7 _____

OTHER

1 _____
2 _____
3 _____
4 _____
5 _____
6 _____
7 _____

Workouts

+ 31 DAY PLANNER +

MONTH	JAN	FEB	MAR	APR	MAY	JUN	JUL	AUG	SEP	OCT	NOV	DEC

TOP WORKOUT GOALS

DATE	WORKOUT SUMMARY	TIME	✓
1.			○
2.			○
3.			○
4.			○
5.			○
6.			○
7.			○
8.			○
9.			○
10.			○
11.			○
12.			○
13.			○
14.			○
15.			○
16.			○
17.			○
18.			○
19.			○
20.			○
21.			○
22.			○
23.			○
24.			○
25.			○
26.			○
27.			○
28.			○
29.			○
30.			○
31.			○

FAVORITE WORKOUTS

NOTES

SLEEP LOG

YEAR: MONTH:

DAY	HOURS SLEPT	NOTES
1	7 8 9 10 11 12 1 2 3 4 5 6 7 8 9 10 11 12 13	
2	7 8 9 10 11 12 1 2 3 4 5 6 7 8 9 10 11 12 13	
3	7 8 9 10 11 12 1 2 3 4 5 6 7 8 9 10 11 12 13	
4	7 8 9 10 11 12 1 2 3 4 5 6 7 8 9 10 11 12 13	
5	7 8 9 10 11 12 1 2 3 4 5 6 7 8 9 10 11 12 13	
6	7 8 9 10 11 12 1 2 3 4 5 6 7 8 9 10 11 12 13	
7	7 8 9 10 11 12 1 2 3 4 5 6 7 8 9 10 11 12 13	
8	7 8 9 10 11 12 1 2 3 4 5 6 7 8 9 10 11 12 13	
9	7 8 9 10 11 12 1 2 3 4 5 6 7 8 9 10 11 12 13	
10	7 8 9 10 11 12 1 2 3 4 5 6 7 8 9 10 11 12 13	
11	7 8 9 10 11 12 1 2 3 4 5 6 7 8 9 10 11 12 13	
12	7 8 9 10 11 12 1 2 3 4 5 6 7 8 9 10 11 12 13	
13	7 8 9 10 11 12 1 2 3 4 5 6 7 8 9 10 11 12 13	
14	7 8 9 10 11 12 1 2 3 4 5 6 7 8 9 10 11 12 13	
15	7 8 9 10 11 12 1 2 3 4 5 6 7 8 9 10 11 12 13	
16	7 8 9 10 11 12 1 2 3 4 5 6 7 8 9 10 11 12 13	
17	7 8 9 10 11 12 1 2 3 4 5 6 7 8 9 10 11 12 13	
18	7 8 9 10 11 12 1 2 3 4 5 6 7 8 9 10 11 12 13	
19	7 8 9 10 11 12 1 2 3 4 5 6 7 8 9 10 11 12 13	
20	7 8 9 10 11 12 1 2 3 4 5 6 7 8 9 10 11 12 13	
21	7 8 9 10 11 12 1 2 3 4 5 6 7 8 9 10 11 12 13	
22	7 8 9 10 11 12 1 2 3 4 5 6 7 8 9 10 11 12 13	
23	7 8 9 10 11 12 1 2 3 4 5 6 7 8 9 10 11 12 13	
24	7 8 9 10 11 12 1 2 3 4 5 6 7 8 9 10 11 12 13	
25	7 8 9 10 11 12 1 2 3 4 5 6 7 8 9 10 11 12 13	
26	7 8 9 10 11 12 1 2 3 4 5 6 7 8 9 10 11 12 13	
27	7 8 9 10 11 12 1 2 3 4 5 6 7 8 9 10 11 12 13	
28	7 8 9 10 11 12 1 2 3 4 5 6 7 8 9 10 11 12 13	
29	7 8 9 10 11 12 1 2 3 4 5 6 7 8 9 10 11 12 13	
30	7 8 9 10 11 12 1 2 3 4 5 6 7 8 9 10 11 12 13	
31	7 8 9 10 11 12 1 2 3 4 5 6 7 8 9 10 11 12 13	

Self -Care Goals

TIME FRAME	MY GOALS	STEPS I'LL TAKE

Self-Care CHECKLIST

Month _____

MORNING ROUTINE

	1	2	3	4	5	6	7	8	9	10	11	12	13	14	15	16	17	18	19	20	21	22	23	24	25	26	27	28	29	30	31
	☐	☐	☐	☐	☐	☐	☐	☐	☐	☐	☐	☐	☐	☐	☐	☐	☐	☐	☐	☐	☐	☐	☐	☐	☐	☐	☐	☐	☐	☐	☐
	☐	☐	☐	☐	☐	☐	☐	☐	☐	☐	☐	☐	☐	☐	☐	☐	☐	☐	☐	☐	☐	☐	☐	☐	☐	☐	☐	☐	☐	☐	☐
	☐	☐	☐	☐	☐	☐	☐	☐	☐	☐	☐	☐	☐	☐	☐	☐	☐	☐	☐	☐	☐	☐	☐	☐	☐	☐	☐	☐	☐	☐	☐
	☐	☐	☐	☐	☐	☐	☐	☐	☐	☐	☐	☐	☐	☐	☐	☐	☐	☐	☐	☐	☐	☐	☐	☐	☐	☐	☐	☐	☐	☐	☐
	☐	☐	☐	☐	☐	☐	☐	☐	☐	☐	☐	☐	☐	☐	☐	☐	☐	☐	☐	☐	☐	☐	☐	☐	☐	☐	☐	☐	☐	☐	☐
	☐	☐	☐	☐	☐	☐	☐	☐	☐	☐	☐	☐	☐	☐	☐	☐	☐	☐	☐	☐	☐	☐	☐	☐	☐	☐	☐	☐	☐	☐	☐
	☐	☐	☐	☐	☐	☐	☐	☐	☐	☐	☐	☐	☐	☐	☐	☐	☐	☐	☐	☐	☐	☐	☐	☐	☐	☐	☐	☐	☐	☐	☐

AFTERNOON ROUTINE

	1	2	3	4	5	6	7	8	9	10	11	12	13	14	15	16	17	18	19	20	21	22	23	24	25	26	27	28	29	30	31
	☐	☐	☐	☐	☐	☐	☐	☐	☐	☐	☐	☐	☐	☐	☐	☐	☐	☐	☐	☐	☐	☐	☐	☐	☐	☐	☐	☐	☐	☐	☐
	☐	☐	☐	☐	☐	☐	☐	☐	☐	☐	☐	☐	☐	☐	☐	☐	☐	☐	☐	☐	☐	☐	☐	☐	☐	☐	☐	☐	☐	☐	☐
	☐	☐	☐	☐	☐	☐	☐	☐	☐	☐	☐	☐	☐	☐	☐	☐	☐	☐	☐	☐	☐	☐	☐	☐	☐	☐	☐	☐	☐	☐	☐
	☐	☐	☐	☐	☐	☐	☐	☐	☐	☐	☐	☐	☐	☐	☐	☐	☐	☐	☐	☐	☐	☐	☐	☐	☐	☐	☐	☐	☐	☐	☐
	☐	☐	☐	☐	☐	☐	☐	☐	☐	☐	☐	☐	☐	☐	☐	☐	☐	☐	☐	☐	☐	☐	☐	☐	☐	☐	☐	☐	☐	☐	☐
	☐	☐	☐	☐	☐	☐	☐	☐	☐	☐	☐	☐	☐	☐	☐	☐	☐	☐	☐	☐	☐	☐	☐	☐	☐	☐	☐	☐	☐	☐	☐
	☐	☐	☐	☐	☐	☐	☐	☐	☐	☐	☐	☐	☐	☐	☐	☐	☐	☐	☐	☐	☐	☐	☐	☐	☐	☐	☐	☐	☐	☐	☐

EVENING ROUTINE

	1	2	3	4	5	6	7	8	9	10	11	12	13	14	15	16	17	18	19	20	21	22	23	24	25	26	27	28	29	30	31
	☐	☐	☐	☐	☐	☐	☐	☐	☐	☐	☐	☐	☐	☐	☐	☐	☐	☐	☐	☐	☐	☐	☐	☐	☐	☐	☐	☐	☐	☐	☐
	☐	☐	☐	☐	☐	☐	☐	☐	☐	☐	☐	☐	☐	☐	☐	☐	☐	☐	☐	☐	☐	☐	☐	☐	☐	☐	☐	☐	☐	☐	☐
	☐	☐	☐	☐	☐	☐	☐	☐	☐	☐	☐	☐	☐	☐	☐	☐	☐	☐	☐	☐	☐	☐	☐	☐	☐	☐	☐	☐	☐	☐	☐
	☐	☐	☐	☐	☐	☐	☐	☐	☐	☐	☐	☐	☐	☐	☐	☐	☐	☐	☐	☐	☐	☐	☐	☐	☐	☐	☐	☐	☐	☐	☐
	☐	☐	☐	☐	☐	☐	☐	☐	☐	☐	☐	☐	☐	☐	☐	☐	☐	☐	☐	☐	☐	☐	☐	☐	☐	☐	☐	☐	☐	☐	☐
	☐	☐	☐	☐	☐	☐	☐	☐	☐	☐	☐	☐	☐	☐	☐	☐	☐	☐	☐	☐	☐	☐	☐	☐	☐	☐	☐	☐	☐	☐	☐
	☐	☐	☐	☐	☐	☐	☐	☐	☐	☐	☐	☐	☐	☐	☐	☐	☐	☐	☐	☐	☐	☐	☐	☐	☐	☐	☐	☐	☐	☐	☐

MONTHLY REFLECTION

Monthly MOOD LOG

ASSIGNED COLOR CODES

HAPPY

SAD

TIRED

SICK

STRESSED

UNHAPPY

EXCITED

ANGRY

NERVOUS

ENERGETIC

FOCUSED

MOTIVATED

MONTH

1
2
3
4
5
6
7
8
9
10
11
12
13
14
15
16
17
18
19
20
21
22
23
24
25
26
27
28
29
30
31

Gratitude TRACKER

USE THE STEPPING BLOCKS BELOW TO FILL IN THE DAYS
WHERE YOU FELT GRATEFUL.

MONTH: _____

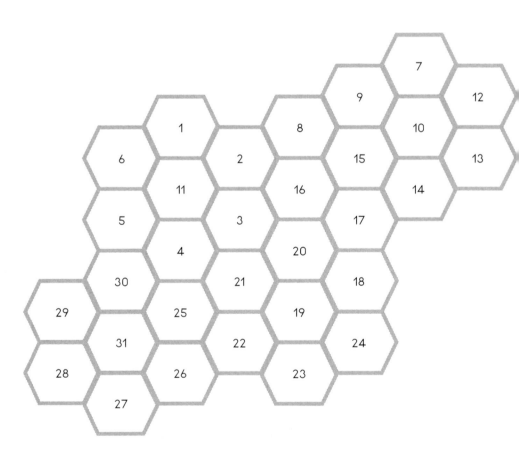

Gratitude **LOG**

DAY	TODAY I AM GRATEFUL FOR:
1	
2	
3	
4	
5	
6	
7	
8	
9	
10	
11	
12	
13	
14	
15	
16	
17	
18	
19	
20	
21	
22	
23	
24	
25	
26	
27	
28	
29	
30	
31	

GRATEFUL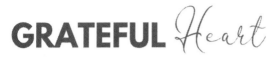

PEOPLE

1 _____
2 _____
3 _____
4 _____
5 _____
6 _____
7 _____

PLACES

1 _____
2 _____
3 _____
4 _____
5 _____
6 _____
7 _____

MEMORIES

1 _____
2 _____
3 _____
4 _____
5 _____
6 _____
7 _____

PERSONAL MILESTONES

1 _____
2 _____
3 _____
4 _____
5 _____
6 _____
7 _____

WORK LIFE

1 _____
2 _____
3 _____
4 _____
5 _____
6 _____
7 _____

OTHER

1 _____
2 _____
3 _____
4 _____
5 _____
6 _____
7 _____

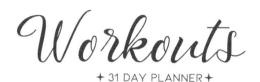

Workouts

✦ 31 DAY PLANNER ✦

| MONTH | JAN FEB MAR APR MAY JUN JUL AUG SEP OCT NOV DEC |

FOCUS

TOP WORKOUT GOALS

....
....
....
....
....
....

FAVORITE WORKOUTS

....
....
....
....
....
....
....
....

NOTES

....
....
....
....
....
....
....
....
....
....

DATE	WORKOUT SUMMARY	TIME	✓
1.			○
2.			○
3.			○
4.			○
5.			○
6.			○
7.			○
8.			○
9.			○
10.			○
11.			○
12.			○
13.			○
14.			○
15.			○
16.			○
17.			○
18.			○
19.			○
20.			○
21.			○
22.			○
23.			○
24.			○
25.			○
26.			○
27.			○
28.			○
29.			○
30.			○
31.			○

SLEEP LOG

YEAR: MONTH:

DAY	HOURS SLEPT	NOTES
1	7 8 9 10 11 12 1 2 3 4 5 6 7 8 9 10 11 12 13	
2	7 8 9 10 11 12 1 2 3 4 5 6 7 8 9 10 11 12 13	
3	7 8 9 10 11 12 1 2 3 4 5 6 7 8 9 10 11 12 13	
4	7 8 9 10 11 12 1 2 3 4 5 6 7 8 9 10 11 12 13	
5	7 8 9 10 11 12 1 2 3 4 5 6 7 8 9 10 11 12 13	
6	7 8 9 10 11 12 1 2 3 4 5 6 7 8 9 10 11 12 13	
7	7 8 9 10 11 12 1 2 3 4 5 6 7 8 9 10 11 12 13	
8	7 8 9 10 11 12 1 2 3 4 5 6 7 8 9 10 11 12 13	
9	7 8 9 10 11 12 1 2 3 4 5 6 7 8 9 10 11 12 13	
10	7 8 9 10 11 12 1 2 3 4 5 6 7 8 9 10 11 12 13	
11	7 8 9 10 11 12 1 2 3 4 5 6 7 8 9 10 11 12 13	
12	7 8 9 10 11 12 1 2 3 4 5 6 7 8 9 10 11 12 13	
13	7 8 9 10 11 12 1 2 3 4 5 6 7 8 9 10 11 12 13	
14	7 8 9 10 11 12 1 2 3 4 5 6 7 8 9 10 11 12 13	
15	7 8 9 10 11 12 1 2 3 4 5 6 7 8 9 10 11 12 13	
16	7 8 9 10 11 12 1 2 3 4 5 6 7 8 9 10 11 12 13	
17	7 8 9 10 11 12 1 2 3 4 5 6 7 8 9 10 11 12 13	
18	7 8 9 10 11 12 1 2 3 4 5 6 7 8 9 10 11 12 13	
19	7 8 9 10 11 12 1 2 3 4 5 6 7 8 9 10 11 12 13	
20	7 8 9 10 11 12 1 2 3 4 5 6 7 8 9 10 11 12 13	
21	7 8 9 10 11 12 1 2 3 4 5 6 7 8 9 10 11 12 13	
22	7 8 9 10 11 12 1 2 3 4 5 6 7 8 9 10 11 12 13	
23	7 8 9 10 11 12 1 2 3 4 5 6 7 8 9 10 11 12 13	
24	7 8 9 10 11 12 1 2 3 4 5 6 7 8 9 10 11 12 13	
25	7 8 9 10 11 12 1 2 3 4 5 6 7 8 9 10 11 12 13	
26	7 8 9 10 11 12 1 2 3 4 5 6 7 8 9 10 11 12 13	
27	7 8 9 10 11 12 1 2 3 4 5 6 7 8 9 10 11 12 13	
28	7 8 9 10 11 12 1 2 3 4 5 6 7 8 9 10 11 12 13	
29	7 8 9 10 11 12 1 2 3 4 5 6 7 8 9 10 11 12 13	
30	7 8 9 10 11 12 1 2 3 4 5 6 7 8 9 10 11 12 13	
31	7 8 9 10 11 12 1 2 3 4 5 6 7 8 9 10 11 12 13	

Self -Care Goals

TIME FRAME	MY GOALS	STEPS I'LL TAKE

Self-Care CHECKLIST

Month _____

MORNING ROUTINE

1 2 3 4 5 6 7 8 9 10 11 12 13 14 15 16 17 18 19 20 21 22 23 24 25 26 27 28 29 30 31

AFTERNOON ROUTINE

1 2 3 4 5 6 7 8 9 10 11 12 13 14 15 16 17 18 19 20 21 22 23 24 25 26 27 28 29 30 31

EVENING ROUTINE

1 2 3 4 5 6 7 8 9 10 11 12 13 14 15 16 17 18 19 20 21 22 23 24 25 26 27 28 29 30 31

MONTHLY REFLECTION

Monthly **MOOD LOG**

HAPPY	SAD	TIRED	
SICK	STRESSED	UNHAPPY	
EXCITED	ANGRY	NERVOUS	
ENERGETIC	FOCUSED	MOTIVATED	

MONTH

1 2 3 4 5 6 7 8 9 10 11 12 13 14 15 16 17 18 19 20 21 22 23 24 25 26 27 28 29 30 31

Gratitude TRACKER

USE THE STEPPING BLOCKS BELOW TO FILL IN THE DAYS
WHERE YOU FELT GRATEFUL.

MONTH: _____

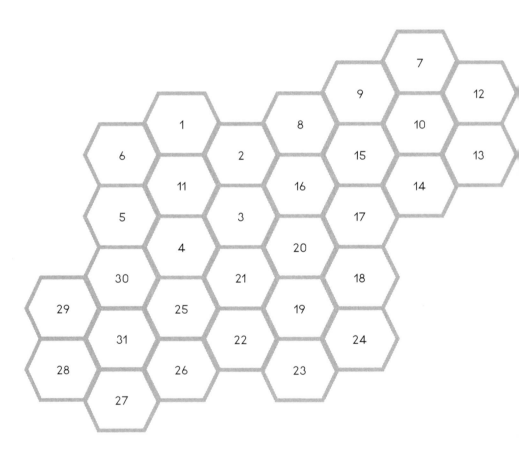

Gratitude **LOG**

DAY	TODAY I AM GRATEFUL FOR:
1	
2	
3	
4	
5	
6	
7	
8	
9	
10	
11	
12	
13	
14	
15	
16	
17	
18	
19	
20	
21	
22	
23	
24	
25	
26	
27	
28	
29	
30	
31	

GRATEFUL 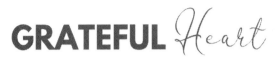 *Heart*

WHAT I AM MOST GRATEFUL FOR

PEOPLE

1
2
3
4
5
6
7

PLACES

1
2
3
4
5
6
7

MEMORIES

1
2
3
4
5
6
7

PERSONAL MILESTONES

1
2
3
4
5
6
7

WORK LIFE

1
2
3
4
5
6
7

OTHER

1
2
3
4
5
6
7

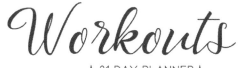

Workouts

✦ 31 DAY PLANNER ✦

MONTH	JAN FEB MAR APR MAY JUN JUL AUG SEP OCT NOV DEC

TOP WORKOUT GOALS

FAVORITE WORKOUTS

NOTES

DATE	WORKOUT SUMMARY	TIME	✓
1.			○
2.			○
3.			○
4.			○
5.			○
6.			○
7.			○
8.			○
9.			○
10.			○
11.			○
12.			○
13.			○
14.			○
15.			○
16.			○
17.			○
18.			○
19.			○
20.			○
21.			○
22.			○
23.			○
24.			○
25.			○
26.			○
27.			○
28.			○
29.			○
30.			○
31.			○

SLEEP LOG

YEAR: MONTH:

DAY	HOURS SLEPT	NOTES
1	7 8 9 10 11 12 1 2 3 4 5 6 7 8 9 10 11 12 13	
2	7 8 9 10 11 12 1 2 3 4 5 6 7 8 9 10 11 12 13	
3	7 8 9 10 11 12 1 2 3 4 5 6 7 8 9 10 11 12 13	
4	7 8 9 10 11 12 1 2 3 4 5 6 7 8 9 10 11 12 13	
5	7 8 9 10 11 12 1 2 3 4 5 6 7 8 9 10 11 12 13	
6	7 8 9 10 11 12 1 2 3 4 5 6 7 8 9 10 11 12 13	
7	7 8 9 10 11 12 1 2 3 4 5 6 7 8 9 10 11 12 13	
8	7 8 9 10 11 12 1 2 3 4 5 6 7 8 9 10 11 12 13	
9	7 8 9 10 11 12 1 2 3 4 5 6 7 8 9 10 11 12 13	
10	7 8 9 10 11 12 1 2 3 4 5 6 7 8 9 10 11 12 13	
11	7 8 9 10 11 12 1 2 3 4 5 6 7 8 9 10 11 12 13	
12	7 8 9 10 11 12 1 2 3 4 5 6 7 8 9 10 11 12 13	
13	7 8 9 10 11 12 1 2 3 4 5 6 7 8 9 10 11 12 13	
14	7 8 9 10 11 12 1 2 3 4 5 6 7 8 9 10 11 12 13	
15	7 8 9 10 11 12 1 2 3 4 5 6 7 8 9 10 11 12 13	
16	7 8 9 10 11 12 1 2 3 4 5 6 7 8 9 10 11 12 13	
17	7 8 9 10 11 12 1 2 3 4 5 6 7 8 9 10 11 12 13	
18	7 8 9 10 11 12 1 2 3 4 5 6 7 8 9 10 11 12 13	
19	7 8 9 10 11 12 1 2 3 4 5 6 7 8 9 10 11 12 13	
20	7 8 9 10 11 12 1 2 3 4 5 6 7 8 9 10 11 12 13	
21	7 8 9 10 11 12 1 2 3 4 5 6 7 8 9 10 11 12 13	
22	7 8 9 10 11 12 1 2 3 4 5 6 7 8 9 10 11 12 13	
23	7 8 9 10 11 12 1 2 3 4 5 6 7 8 9 10 11 12 13	
24	7 8 9 10 11 12 1 2 3 4 5 6 7 8 9 10 11 12 13	
25	7 8 9 10 11 12 1 2 3 4 5 6 7 8 9 10 11 12 13	
26	7 8 9 10 11 12 1 2 3 4 5 6 7 8 9 10 11 12 13	
27	7 8 9 10 11 12 1 2 3 4 5 6 7 8 9 10 11 12 13	
28	7 8 9 10 11 12 1 2 3 4 5 6 7 8 9 10 11 12 13	
29	7 8 9 10 11 12 1 2 3 4 5 6 7 8 9 10 11 12 13	
30	7 8 9 10 11 12 1 2 3 4 5 6 7 8 9 10 11 12 13	
31	7 8 9 10 11 12 1 2 3 4 5 6 7 8 9 10 11 12 13	

Self -Care Goals

TIME FRAME	MY GOALS	STEPS I'LL TAKE

Self-Care CHECKLIST

Month _____

MORNING ROUTINE

	1	2	3	4	5	6	7	8	9	10	11	12	13	14	15	16	17	18	19	20	21	22	23	24	25	26	27	28	29	30	31
	☐	☐	☐	☐	☐	☐	☐	☐	☐	☐	☐	☐	☐	☐	☐	☐	☐	☐	☐	☐	☐	☐	☐	☐	☐	☐	☐	☐	☐	☐	☐
	☐	☐	☐	☐	☐	☐	☐	☐	☐	☐	☐	☐	☐	☐	☐	☐	☐	☐	☐	☐	☐	☐	☐	☐	☐	☐	☐	☐	☐	☐	☐
	☐	☐	☐	☐	☐	☐	☐	☐	☐	☐	☐	☐	☐	☐	☐	☐	☐	☐	☐	☐	☐	☐	☐	☐	☐	☐	☐	☐	☐	☐	☐
	☐	☐	☐	☐	☐	☐	☐	☐	☐	☐	☐	☐	☐	☐	☐	☐	☐	☐	☐	☐	☐	☐	☐	☐	☐	☐	☐	☐	☐	☐	☐
	☐	☐	☐	☐	☐	☐	☐	☐	☐	☐	☐	☐	☐	☐	☐	☐	☐	☐	☐	☐	☐	☐	☐	☐	☐	☐	☐	☐	☐	☐	☐
	☐	☐	☐	☐	☐	☐	☐	☐	☐	☐	☐	☐	☐	☐	☐	☐	☐	☐	☐	☐	☐	☐	☐	☐	☐	☐	☐	☐	☐	☐	☐
	☐	☐	☐	☐	☐	☐	☐	☐	☐	☐	☐	☐	☐	☐	☐	☐	☐	☐	☐	☐	☐	☐	☐	☐	☐	☐	☐	☐	☐	☐	☐

AFTERNOON ROUTINE

	1	2	3	4	5	6	7	8	9	10	11	12	13	14	15	16	17	18	19	20	21	22	23	24	25	26	27	28	29	30	31
	☐	☐	☐	☐	☐	☐	☐	☐	☐	☐	☐	☐	☐	☐	☐	☐	☐	☐	☐	☐	☐	☐	☐	☐	☐	☐	☐	☐	☐	☐	☐
	☐	☐	☐	☐	☐	☐	☐	☐	☐	☐	☐	☐	☐	☐	☐	☐	☐	☐	☐	☐	☐	☐	☐	☐	☐	☐	☐	☐	☐	☐	☐
	☐	☐	☐	☐	☐	☐	☐	☐	☐	☐	☐	☐	☐	☐	☐	☐	☐	☐	☐	☐	☐	☐	☐	☐	☐	☐	☐	☐	☐	☐	☐
	☐	☐	☐	☐	☐	☐	☐	☐	☐	☐	☐	☐	☐	☐	☐	☐	☐	☐	☐	☐	☐	☐	☐	☐	☐	☐	☐	☐	☐	☐	☐
	☐	☐	☐	☐	☐	☐	☐	☐	☐	☐	☐	☐	☐	☐	☐	☐	☐	☐	☐	☐	☐	☐	☐	☐	☐	☐	☐	☐	☐	☐	☐
	☐	☐	☐	☐	☐	☐	☐	☐	☐	☐	☐	☐	☐	☐	☐	☐	☐	☐	☐	☐	☐	☐	☐	☐	☐	☐	☐	☐	☐	☐	☐
	☐	☐	☐	☐	☐	☐	☐	☐	☐	☐	☐	☐	☐	☐	☐	☐	☐	☐	☐	☐	☐	☐	☐	☐	☐	☐	☐	☐	☐	☐	☐

EVENING ROUTINE

	1	2	3	4	5	6	7	8	9	10	11	12	13	14	15	16	17	18	19	20	21	22	23	24	25	26	27	28	29	30	31
	☐	☐	☐	☐	☐	☐	☐	☐	☐	☐	☐	☐	☐	☐	☐	☐	☐	☐	☐	☐	☐	☐	☐	☐	☐	☐	☐	☐	☐	☐	☐
	☐	☐	☐	☐	☐	☐	☐	☐	☐	☐	☐	☐	☐	☐	☐	☐	☐	☐	☐	☐	☐	☐	☐	☐	☐	☐	☐	☐	☐	☐	☐
	☐	☐	☐	☐	☐	☐	☐	☐	☐	☐	☐	☐	☐	☐	☐	☐	☐	☐	☐	☐	☐	☐	☐	☐	☐	☐	☐	☐	☐	☐	☐
	☐	☐	☐	☐	☐	☐	☐	☐	☐	☐	☐	☐	☐	☐	☐	☐	☐	☐	☐	☐	☐	☐	☐	☐	☐	☐	☐	☐	☐	☐	☐
	☐	☐	☐	☐	☐	☐	☐	☐	☐	☐	☐	☐	☐	☐	☐	☐	☐	☐	☐	☐	☐	☐	☐	☐	☐	☐	☐	☐	☐	☐	☐
	☐	☐	☐	☐	☐	☐	☐	☐	☐	☐	☐	☐	☐	☐	☐	☐	☐	☐	☐	☐	☐	☐	☐	☐	☐	☐	☐	☐	☐	☐	☐
	☐	☐	☐	☐	☐	☐	☐	☐	☐	☐	☐	☐	☐	☐	☐	☐	☐	☐	☐	☐	☐	☐	☐	☐	☐	☐	☐	☐	☐	☐	☐

MONTHLY REFLECTION

Monthly MOOD LOG

ASSIGNED COLOR CODES

HAPPY

SAD

TIRED

SICK

STRESSED

UNHAPPY

EXCITED

ANGRY

NERVOUS

ENERGETIC

FOCUSED

MOTIVATED

MONTH

1 2 3 4 5 6 7 8 9 10 11 12 13 14 15 16 17 18 19 20 21 22 23 24 25 26 27 28 29 30 31

Gratitude TRACKER

USE THE STEPPING BLOCKS BELOW TO FILL IN THE DAYS
WHERE YOU FELT GRATEFUL.

MONTH: _____

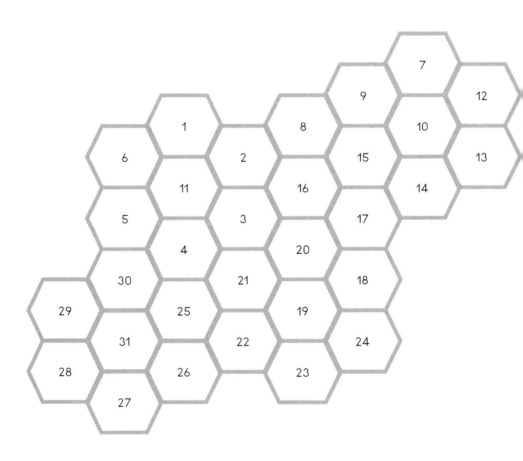

Gratitude LOG

DAY	TODAY I AM GRATEFUL FOR:
1	
2	
3	
4	
5	
6	
7	
8	
9	
10	
11	
12	
13	
14	
15	
16	
17	
18	
19	
20	
21	
22	
23	
24	
25	
26	
27	
28	
29	
30	
31	

GRATEFUL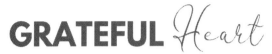

WHAT I AM MOST GRATEFUL FOR

PEOPLE

1 _____
2 _____
3 _____
4 _____
5 _____
6 _____
7 _____

PLACES

1 _____
2 _____
3 _____
4 _____
5 _____
6 _____
7 _____

MEMORIES

1 _____
2 _____
3 _____
4 _____
5 _____
6 _____
7 _____

PERSONAL MILESTONES

1 _____
2 _____
3 _____
4 _____
5 _____
6 _____
7 _____

WORK LIFE

1 _____
2 _____
3 _____
4 _____
5 _____
6 _____
7 _____

OTHER

1 _____
2 _____
3 _____
4 _____
5 _____
6 _____
7 _____

Workouts

✦ 31 DAY PLANNER ✦

| MONTH | JAN | FEB | MAR | APR | MAY | JUN | JUL | AUG | SEP | OCT | NOV | DEC |

TOP WORKOUT GOALS

FAVORITE WORKOUTS

NOTES

DATE	WORKOUT SUMMARY	TIME	✔
1.			○
2.			○
3.			○
4.			○
5.			○
6.			○
7.			○
8.			○
9.			○
10.			○
11.			○
12.			○
13.			○
14.			○
15.			○
16.			○
17.			○
18.			○
19.			○
20.			○
21.			○
22.			○
23.			○
24.			○
25.			○
26.			○
27.			○
28.			○
29.			○
30.			○
31.			○

SLEEP LOG

YEAR: MONTH:

DAY	HOURS SLEPT	NOTES
1	7 8 9 10 11 12 1 2 3 4 5 6 7 8 9 10 11 12 13	
2	7 8 9 10 11 12 1 2 3 4 5 6 7 8 9 10 11 12 13	
3	7 8 9 10 11 12 1 2 3 4 5 6 7 8 9 10 11 12 13	
4	7 8 9 10 11 12 1 2 3 4 5 6 7 8 9 10 11 12 13	
5	7 8 9 10 11 12 1 2 3 4 5 6 7 8 9 10 11 12 13	
6	7 8 9 10 11 12 1 2 3 4 5 6 7 8 9 10 11 12 13	
7	7 8 9 10 11 12 1 2 3 4 5 6 7 8 9 10 11 12 13	
8	7 8 9 10 11 12 1 2 3 4 5 6 7 8 9 10 11 12 13	
9	7 8 9 10 11 12 1 2 3 4 5 6 7 8 9 10 11 12 13	
10	7 8 9 10 11 12 1 2 3 4 5 6 7 8 9 10 11 12 13	
11	7 8 9 10 11 12 1 2 3 4 5 6 7 8 9 10 11 12 13	
12	7 8 9 10 11 12 1 2 3 4 5 6 7 8 9 10 11 12 13	
13	7 8 9 10 11 12 1 2 3 4 5 6 7 8 9 10 11 12 13	
14	7 8 9 10 11 12 1 2 3 4 5 6 7 8 9 10 11 12 13	
15	7 8 9 10 11 12 1 2 3 4 5 6 7 8 9 10 11 12 13	
16	7 8 9 10 11 12 1 2 3 4 5 6 7 8 9 10 11 12 13	
17	7 8 9 10 11 12 1 2 3 4 5 6 7 8 9 10 11 12 13	
18	7 8 9 10 11 12 1 2 3 4 5 6 7 8 9 10 11 12 13	
19	7 8 9 10 11 12 1 2 3 4 5 6 7 8 9 10 11 12 13	
20	7 8 9 10 11 12 1 2 3 4 5 6 7 8 9 10 11 12 13	
21	7 8 9 10 11 12 1 2 3 4 5 6 7 8 9 10 11 12 13	
22	7 8 9 10 11 12 1 2 3 4 5 6 7 8 9 10 11 12 13	
23	7 8 9 10 11 12 1 2 3 4 5 6 7 8 9 10 11 12 13	
24	7 8 9 10 11 12 1 2 3 4 5 6 7 8 9 10 11 12 13	
25	7 8 9 10 11 12 1 2 3 4 5 6 7 8 9 10 11 12 13	
26	7 8 9 10 11 12 1 2 3 4 5 6 7 8 9 10 11 12 13	
27	7 8 9 10 11 12 1 2 3 4 5 6 7 8 9 10 11 12 13	
28	7 8 9 10 11 12 1 2 3 4 5 6 7 8 9 10 11 12 13	
29	7 8 9 10 11 12 1 2 3 4 5 6 7 8 9 10 11 12 13	
30	7 8 9 10 11 12 1 2 3 4 5 6 7 8 9 10 11 12 13	
31	7 8 9 10 11 12 1 2 3 4 5 6 7 8 9 10 11 12 13	

Self -Care Goals

TIME FRAME	MY GOALS	STEPS I'LL TAKE

Self-Care **CHECKLIST**

Month _____

MORNING ROUTINE

	1	2	3	4	5	6	7	8	9	10	11	12	13	14	15	16	17	18	19	20	21	22	23	24	25	26	27	28	29	30	31
	☐	☐	☐	☐	☐	☐	☐	☐	☐	☐	☐	☐	☐	☐	☐	☐	☐	☐	☐	☐	☐	☐	☐	☐	☐	☐	☐	☐	☐	☐	☐
	☐	☐	☐	☐	☐	☐	☐	☐	☐	☐	☐	☐	☐	☐	☐	☐	☐	☐	☐	☐	☐	☐	☐	☐	☐	☐	☐	☐	☐	☐	☐
	☐	☐	☐	☐	☐	☐	☐	☐	☐	☐	☐	☐	☐	☐	☐	☐	☐	☐	☐	☐	☐	☐	☐	☐	☐	☐	☐	☐	☐	☐	☐
	☐	☐	☐	☐	☐	☐	☐	☐	☐	☐	☐	☐	☐	☐	☐	☐	☐	☐	☐	☐	☐	☐	☐	☐	☐	☐	☐	☐	☐	☐	☐
	☐	☐	☐	☐	☐	☐	☐	☐	☐	☐	☐	☐	☐	☐	☐	☐	☐	☐	☐	☐	☐	☐	☐	☐	☐	☐	☐	☐	☐	☐	☐
	☐	☐	☐	☐	☐	☐	☐	☐	☐	☐	☐	☐	☐	☐	☐	☐	☐	☐	☐	☐	☐	☐	☐	☐	☐	☐	☐	☐	☐	☐	☐
	☐	☐	☐	☐	☐	☐	☐	☐	☐	☐	☐	☐	☐	☐	☐	☐	☐	☐	☐	☐	☐	☐	☐	☐	☐	☐	☐	☐	☐	☐	☐

AFTERNOON ROUTINE

	1	2	3	4	5	6	7	8	9	10	11	12	13	14	15	16	17	18	19	20	21	22	23	24	25	26	27	28	29	30	31
	☐	☐	☐	☐	☐	☐	☐	☐	☐	☐	☐	☐	☐	☐	☐	☐	☐	☐	☐	☐	☐	☐	☐	☐	☐	☐	☐	☐	☐	☐	☐
	☐	☐	☐	☐	☐	☐	☐	☐	☐	☐	☐	☐	☐	☐	☐	☐	☐	☐	☐	☐	☐	☐	☐	☐	☐	☐	☐	☐	☐	☐	☐
	☐	☐	☐	☐	☐	☐	☐	☐	☐	☐	☐	☐	☐	☐	☐	☐	☐	☐	☐	☐	☐	☐	☐	☐	☐	☐	☐	☐	☐	☐	☐
	☐	☐	☐	☐	☐	☐	☐	☐	☐	☐	☐	☐	☐	☐	☐	☐	☐	☐	☐	☐	☐	☐	☐	☐	☐	☐	☐	☐	☐	☐	☐
	☐	☐	☐	☐	☐	☐	☐	☐	☐	☐	☐	☐	☐	☐	☐	☐	☐	☐	☐	☐	☐	☐	☐	☐	☐	☐	☐	☐	☐	☐	☐
	☐	☐	☐	☐	☐	☐	☐	☐	☐	☐	☐	☐	☐	☐	☐	☐	☐	☐	☐	☐	☐	☐	☐	☐	☐	☐	☐	☐	☐	☐	☐
	☐	☐	☐	☐	☐	☐	☐	☐	☐	☐	☐	☐	☐	☐	☐	☐	☐	☐	☐	☐	☐	☐	☐	☐	☐	☐	☐	☐	☐	☐	☐

EVENING ROUTINE

	1	2	3	4	5	6	7	8	9	10	11	12	13	14	15	16	17	18	19	20	21	22	23	24	25	26	27	28	29	30	31
	☐	☐	☐	☐	☐	☐	☐	☐	☐	☐	☐	☐	☐	☐	☐	☐	☐	☐	☐	☐	☐	☐	☐	☐	☐	☐	☐	☐	☐	☐	☐
	☐	☐	☐	☐	☐	☐	☐	☐	☐	☐	☐	☐	☐	☐	☐	☐	☐	☐	☐	☐	☐	☐	☐	☐	☐	☐	☐	☐	☐	☐	☐
	☐	☐	☐	☐	☐	☐	☐	☐	☐	☐	☐	☐	☐	☐	☐	☐	☐	☐	☐	☐	☐	☐	☐	☐	☐	☐	☐	☐	☐	☐	☐
	☐	☐	☐	☐	☐	☐	☐	☐	☐	☐	☐	☐	☐	☐	☐	☐	☐	☐	☐	☐	☐	☐	☐	☐	☐	☐	☐	☐	☐	☐	☐
	☐	☐	☐	☐	☐	☐	☐	☐	☐	☐	☐	☐	☐	☐	☐	☐	☐	☐	☐	☐	☐	☐	☐	☐	☐	☐	☐	☐	☐	☐	☐
	☐	☐	☐	☐	☐	☐	☐	☐	☐	☐	☐	☐	☐	☐	☐	☐	☐	☐	☐	☐	☐	☐	☐	☐	☐	☐	☐	☐	☐	☐	☐
	☐	☐	☐	☐	☐	☐	☐	☐	☐	☐	☐	☐	☐	☐	☐	☐	☐	☐	☐	☐	☐	☐	☐	☐	☐	☐	☐	☐	☐	☐	☐

MONTHLY REFLECTION

Monthly **MOOD LOG**

HAPPY

SAD

TIRED

SICK

STRESSED

UNHAPPY

EXCITED

ANGRY

NERVOUS

ENERGETIC

FOCUSED

MOTIVATED

1 2 3 4 5 6 7 8 9 10 11 12 13 14 15 16 17 18 19 20 21 22 23 24 25 26 27 28 29 30 31

MONTH

Gratitude TRACKER

USE THE STEPPING BLOCKS BELOW TO FILL IN THE DAYS
WHERE YOU FELT GRATEFUL.

MONTH: _____

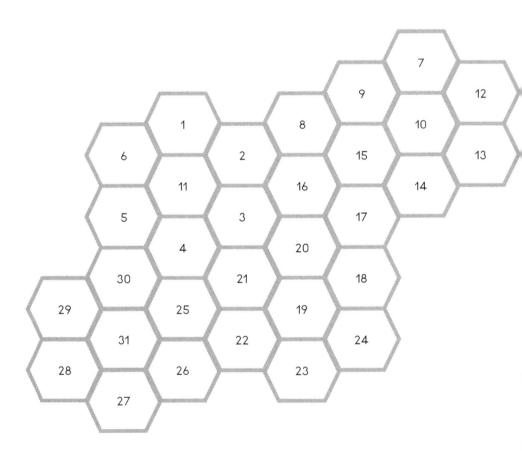

Gratitude LOG

MONTH : _____

DAY	TODAY I AM GRATEFUL FOR:
1	
2	
3	
4	
5	
6	
7	
8	
9	
10	
11	
12	
13	
14	
15	
16	
17	
18	
19	
20	
21	
22	
23	
24	
25	
26	
27	
28	
29	
30	
31	

GRATEFUL 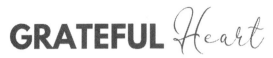 *Heart*

WHAT I AM MOST GRATEFUL FOR

PEOPLE

1 _____
2 _____
3 _____
4 _____
5 _____
6 _____
7 _____

PLACES

1 _____
2 _____
3 _____
4 _____
5 _____
6 _____
7 _____

MEMORIES

1 _____
2 _____
3 _____
4 _____
5 _____
6 _____
7 _____

PERSONAL MILESTONES

1 _____
2 _____
3 _____
4 _____
5 _____
6 _____
7 _____

WORK LIFE

1 _____
2 _____
3 _____
4 _____
5 _____
6 _____
7 _____

OTHER

1 _____
2 _____
3 _____
4 _____
5 _____
6 _____
7 _____

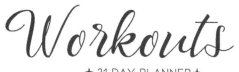
Workouts
✦ 31 DAY PLANNER ✦

FOCUS

MONTH	JAN	FEB	MAR	APR	MAY	JUN	JUL	AUG	SEP	OCT	NOV	DEC

TOP WORKOUT GOALS

FAVORITE WORKOUTS

NOTES

DATE	WORKOUT SUMMARY	TIME	✓
1.			○
2.			○
3.			○
4.			○
5.			○
6.			○
7.			○
8.			○
9.			○
10.			○
11.			○
12.			○
13.			○
14.			○
15.			○
16.			○
17.			○
18.			○
19.			○
20.			○
21.			○
22.			○
23.			○
24.			○
25.			○
26.			○
27.			○
28.			○
29.			○
30.			○
31.			○

SLEEP LOG

YEAR:

MONTH:

DAY	HOURS SLEPT	NOTES
1	7 8 9 10 11 12 1 2 3 4 5 6 7 8 9 10 11 12 13	
2	7 8 9 10 11 12 1 2 3 4 5 6 7 8 9 10 11 12 13	
3	7 8 9 10 11 12 1 2 3 4 5 6 7 8 9 10 11 12 13	
4	7 8 9 10 11 12 1 2 3 4 5 6 7 8 9 10 11 12 13	
5	7 8 9 10 11 12 1 2 3 4 5 6 7 8 9 10 11 12 13	
6	7 8 9 10 11 12 1 2 3 4 5 6 7 8 9 10 11 12 13	
7	7 8 9 10 11 12 1 2 3 4 5 6 7 8 9 10 11 12 13	
8	7 8 9 10 11 12 1 2 3 4 5 6 7 8 9 10 11 12 13	
9	7 8 9 10 11 12 1 2 3 4 5 6 7 8 9 10 11 12 13	
10	7 8 9 10 11 12 1 2 3 4 5 6 7 8 9 10 11 12 13	
11	7 8 9 10 11 12 1 2 3 4 5 6 7 8 9 10 11 12 13	
12	7 8 9 10 11 12 1 2 3 4 5 6 7 8 9 10 11 12 13	
13	7 8 9 10 11 12 1 2 3 4 5 6 7 8 9 10 11 12 13	
14	7 8 9 10 11 12 1 2 3 4 5 6 7 8 9 10 11 12 13	
15	7 8 9 10 11 12 1 2 3 4 5 6 7 8 9 10 11 12 13	
16	7 8 9 10 11 12 1 2 3 4 5 6 7 8 9 10 11 12 13	
17	7 8 9 10 11 12 1 2 3 4 5 6 7 8 9 10 11 12 13	
18	7 8 9 10 11 12 1 2 3 4 5 6 7 8 9 10 11 12 13	
19	7 8 9 10 11 12 1 2 3 4 5 6 7 8 9 10 11 12 13	
20	7 8 9 10 11 12 1 2 3 4 5 6 7 8 9 10 11 12 13	
21	7 8 9 10 11 12 1 2 3 4 5 6 7 8 9 10 11 12 13	
22	7 8 9 10 11 12 1 2 3 4 5 6 7 8 9 10 11 12 13	
23	7 8 9 10 11 12 1 2 3 4 5 6 7 8 9 10 11 12 13	
24	7 8 9 10 11 12 1 2 3 4 5 6 7 8 9 10 11 12 13	
25	7 8 9 10 11 12 1 2 3 4 5 6 7 8 9 10 11 12 13	
26	7 8 9 10 11 12 1 2 3 4 5 6 7 8 9 10 11 12 13	
27	7 8 9 10 11 12 1 2 3 4 5 6 7 8 9 10 11 12 13	
28	7 8 9 10 11 12 1 2 3 4 5 6 7 8 9 10 11 12 13	
29	7 8 9 10 11 12 1 2 3 4 5 6 7 8 9 10 11 12 13	
30	7 8 9 10 11 12 1 2 3 4 5 6 7 8 9 10 11 12 13	
31	7 8 9 10 11 12 1 2 3 4 5 6 7 8 9 10 11 12 13	

Self-Care Goals

TIME FRAME	MY GOALS	STEPS I'LL TAKE

Self-Care CHECKLIST

Month _____

MORNING ROUTINE

	1	2	3	4	5	6	7	8	9	10	11	12	13	14	15	16	17	18	19	20	21	22	23	24	25	26	27	28	29	30	31
	☐	☐	☐	☐	☐	☐	☐	☐	☐	☐	☐	☐	☐	☐	☐	☐	☐	☐	☐	☐	☐	☐	☐	☐	☐	☐	☐	☐	☐	☐	☐
	☐	☐	☐	☐	☐	☐	☐	☐	☐	☐	☐	☐	☐	☐	☐	☐	☐	☐	☐	☐	☐	☐	☐	☐	☐	☐	☐	☐	☐	☐	☐
	☐	☐	☐	☐	☐	☐	☐	☐	☐	☐	☐	☐	☐	☐	☐	☐	☐	☐	☐	☐	☐	☐	☐	☐	☐	☐	☐	☐	☐	☐	☐
	☐	☐	☐	☐	☐	☐	☐	☐	☐	☐	☐	☐	☐	☐	☐	☐	☐	☐	☐	☐	☐	☐	☐	☐	☐	☐	☐	☐	☐	☐	☐
	☐	☐	☐	☐	☐	☐	☐	☐	☐	☐	☐	☐	☐	☐	☐	☐	☐	☐	☐	☐	☐	☐	☐	☐	☐	☐	☐	☐	☐	☐	☐
	☐	☐	☐	☐	☐	☐	☐	☐	☐	☐	☐	☐	☐	☐	☐	☐	☐	☐	☐	☐	☐	☐	☐	☐	☐	☐	☐	☐	☐	☐	☐
	☐	☐	☐	☐	☐	☐	☐	☐	☐	☐	☐	☐	☐	☐	☐	☐	☐	☐	☐	☐	☐	☐	☐	☐	☐	☐	☐	☐	☐	☐	☐

AFTERNOON ROUTINE

	1	2	3	4	5	6	7	8	9	10	11	12	13	14	15	16	17	18	19	20	21	22	23	24	25	26	27	28	29	30	31
	☐	☐	☐	☐	☐	☐	☐	☐	☐	☐	☐	☐	☐	☐	☐	☐	☐	☐	☐	☐	☐	☐	☐	☐	☐	☐	☐	☐	☐	☐	☐
	☐	☐	☐	☐	☐	☐	☐	☐	☐	☐	☐	☐	☐	☐	☐	☐	☐	☐	☐	☐	☐	☐	☐	☐	☐	☐	☐	☐	☐	☐	☐
	☐	☐	☐	☐	☐	☐	☐	☐	☐	☐	☐	☐	☐	☐	☐	☐	☐	☐	☐	☐	☐	☐	☐	☐	☐	☐	☐	☐	☐	☐	☐
	☐	☐	☐	☐	☐	☐	☐	☐	☐	☐	☐	☐	☐	☐	☐	☐	☐	☐	☐	☐	☐	☐	☐	☐	☐	☐	☐	☐	☐	☐	☐
	☐	☐	☐	☐	☐	☐	☐	☐	☐	☐	☐	☐	☐	☐	☐	☐	☐	☐	☐	☐	☐	☐	☐	☐	☐	☐	☐	☐	☐	☐	☐
	☐	☐	☐	☐	☐	☐	☐	☐	☐	☐	☐	☐	☐	☐	☐	☐	☐	☐	☐	☐	☐	☐	☐	☐	☐	☐	☐	☐	☐	☐	☐
	☐	☐	☐	☐	☐	☐	☐	☐	☐	☐	☐	☐	☐	☐	☐	☐	☐	☐	☐	☐	☐	☐	☐	☐	☐	☐	☐	☐	☐	☐	☐

EVENING ROUTINE

	1	2	3	4	5	6	7	8	9	10	11	12	13	14	15	16	17	18	19	20	21	22	23	24	25	26	27	28	29	30	31
	☐	☐	☐	☐	☐	☐	☐	☐	☐	☐	☐	☐	☐	☐	☐	☐	☐	☐	☐	☐	☐	☐	☐	☐	☐	☐	☐	☐	☐	☐	☐
	☐	☐	☐	☐	☐	☐	☐	☐	☐	☐	☐	☐	☐	☐	☐	☐	☐	☐	☐	☐	☐	☐	☐	☐	☐	☐	☐	☐	☐	☐	☐
	☐	☐	☐	☐	☐	☐	☐	☐	☐	☐	☐	☐	☐	☐	☐	☐	☐	☐	☐	☐	☐	☐	☐	☐	☐	☐	☐	☐	☐	☐	☐
	☐	☐	☐	☐	☐	☐	☐	☐	☐	☐	☐	☐	☐	☐	☐	☐	☐	☐	☐	☐	☐	☐	☐	☐	☐	☐	☐	☐	☐	☐	☐
	☐	☐	☐	☐	☐	☐	☐	☐	☐	☐	☐	☐	☐	☐	☐	☐	☐	☐	☐	☐	☐	☐	☐	☐	☐	☐	☐	☐	☐	☐	☐
	☐	☐	☐	☐	☐	☐	☐	☐	☐	☐	☐	☐	☐	☐	☐	☐	☐	☐	☐	☐	☐	☐	☐	☐	☐	☐	☐	☐	☐	☐	☐
	☐	☐	☐	☐	☐	☐	☐	☐	☐	☐	☐	☐	☐	☐	☐	☐	☐	☐	☐	☐	☐	☐	☐	☐	☐	☐	☐	☐	☐	☐	☐

MONTHLY REFLECTION

Monthly **MOOD LOG**

HAPPY	SAD	TIRED	

SICK	STRESSED	UNHAPPY	

EXCITED	ANGRY	NERVOUS	

ENERGETIC	FOCUSED	MOTIVATED	

MONTH

1 2 3 4 5 6 7 8 9 10 11 12 13 14 15 16 17 18 19 20 21 22 23 24 25 26 27 28 29 30 31

Gratitude TRACKER

USE THE STEPPING BLOCKS BELOW TO FILL IN THE DAYS
WHERE YOU FELT GRATEFUL.

MONTH: _____

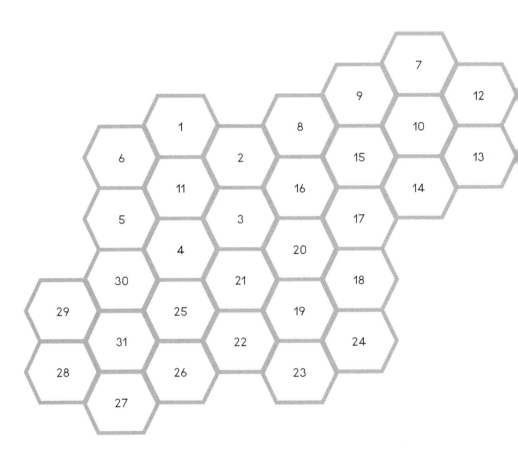

Gratitude LOG

DAY	TODAY I AM GRATEFUL FOR:
1	
2	
3	
4	
5	
6	
7	
8	
9	
10	
11	
12	
13	
14	
15	
16	
17	
18	
19	
20	
21	
22	
23	
24	
25	
26	
27	
28	
29	
30	
31	

GRATEFUL 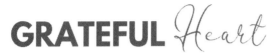Heart

WHAT I AM MOST GRATEFUL FOR

PEOPLE

1
2
3
4
5
6
7

PLACES

1
2
3
4
5
6
7

MEMORIES

1
2
3
4
5
6
7

PERSONAL MILESTONES

1
2
3
4
5
6
7

WORK LIFE

1
2
3
4
5
6
7

OTHER

1
2
3
4
5
6
7

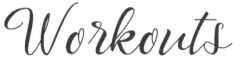

Workouts

+ 31 DAY PLANNER +

FOCUS

MONTH	JAN FEB MAR APR MAY JUN JUL AUG SEP OCT NOV DEC

TOP WORKOUT GOALS

....
....
....
....
....
....

FAVORITE
WORKOUTS

....
....
....
....
....
....
....
....
....

NOTES

....
....
....
....
....
....
....
....
....
....
....
....

DATE	WORKOUT SUMMARY	TIME	✓
1.			○
2.			○
3.			○
4.			○
5.			○
6.			○
7.			○
8.			○
9.			○
10.			○
11.			○
12.			○
13.			○
14.			○
15.			○
16.			○
17.			○
18.			○
19.			○
20.			○
21.			○
22.			○
23.			○
24.			○
25.			○
26.			○
27.			○
28.			○
29.			○
30.			○
31.			○

SLEEP LOG

YEAR: MONTH:

DAY	HOURS SLEPT	NOTES
1	7 8 9 10 11 12 1 2 3 4 5 6 7 8 9 10 11 12 13	
2	7 8 9 10 11 12 1 2 3 4 5 6 7 8 9 10 11 12 13	
3	7 8 9 10 11 12 1 2 3 4 5 6 7 8 9 10 11 12 13	
4	7 8 9 10 11 12 1 2 3 4 5 6 7 8 9 10 11 12 13	
5	7 8 9 10 11 12 1 2 3 4 5 6 7 8 9 10 11 12 13	
6	7 8 9 10 11 12 1 2 3 4 5 6 7 8 9 10 11 12 13	
7	7 8 9 10 11 12 1 2 3 4 5 6 7 8 9 10 11 12 13	
8	7 8 9 10 11 12 1 2 3 4 5 6 7 8 9 10 11 12 13	
9	7 8 9 10 11 12 1 2 3 4 5 6 7 8 9 10 11 12 13	
10	7 8 9 10 11 12 1 2 3 4 5 6 7 8 9 10 11 12 13	
11	7 8 9 10 11 12 1 2 3 4 5 6 7 8 9 10 11 12 13	
12	7 8 9 10 11 12 1 2 3 4 5 6 7 8 9 10 11 12 13	
13	7 8 9 10 11 12 1 2 3 4 5 6 7 8 9 10 11 12 13	
14	7 8 9 10 11 12 1 2 3 4 5 6 7 8 9 10 11 12 13	
15	7 8 9 10 11 12 1 2 3 4 5 6 7 8 9 10 11 12 13	
16	7 8 9 10 11 12 1 2 3 4 5 6 7 8 9 10 11 12 13	
17	7 8 9 10 11 12 1 2 3 4 5 6 7 8 9 10 11 12 13	
18	7 8 9 10 11 12 1 2 3 4 5 6 7 8 9 10 11 12 13	
19	7 8 9 10 11 12 1 2 3 4 5 6 7 8 9 10 11 12 13	
20	7 8 9 10 11 12 1 2 3 4 5 6 7 8 9 10 11 12 13	
21	7 8 9 10 11 12 1 2 3 4 5 6 7 8 9 10 11 12 13	
22	7 8 9 10 11 12 1 2 3 4 5 6 7 8 9 10 11 12 13	
23	7 8 9 10 11 12 1 2 3 4 5 6 7 8 9 10 11 12 13	
24	7 8 9 10 11 12 1 2 3 4 5 6 7 8 9 10 11 12 13	
25	7 8 9 10 11 12 1 2 3 4 5 6 7 8 9 10 11 12 13	
26	7 8 9 10 11 12 1 2 3 4 5 6 7 8 9 10 11 12 13	
27	7 8 9 10 11 12 1 2 3 4 5 6 7 8 9 10 11 12 13	
28	7 8 9 10 11 12 1 2 3 4 5 6 7 8 9 10 11 12 13	
29	7 8 9 10 11 12 1 2 3 4 5 6 7 8 9 10 11 12 13	
30	7 8 9 10 11 12 1 2 3 4 5 6 7 8 9 10 11 12 13	
31	7 8 9 10 11 12 1 2 3 4 5 6 7 8 9 10 11 12 13	

Self -Care Goals

TIME FRAME	MY GOALS	STEPS I'LL TAKE

Self-Care CHECKLIST

Month _____

MORNING ROUTINE

1 2 3 4 5 6 7 8 9 10 11 12 13 14 15 16 17 18 19 20 21 22 23 24 25 26 27 28 29 30 31

AFTERNOON ROUTINE

1 2 3 4 5 6 7 8 9 10 11 12 13 14 15 16 17 18 19 20 21 22 23 24 25 26 27 28 29 30 31

EVENING ROUTINE

1 2 3 4 5 6 7 8 9 10 11 12 13 14 15 16 17 18 19 20 21 22 23 24 25 26 27 28 29 30 31

MONTHLY REFLECTION

Monthly MOOD LOG

HAPPY

SAD

TIRED

SICK

STRESSED

UNHAPPY

EXCITED

ANGRY

NERVOUS

ENERGETIC

FOCUSED

MOTIVATED

MONTH

1 2 3 4 5 6 7 8 9 10 11 12 13 14 15 16 17 18 19 20 21 22 23 24 25 26 27 28 29 30 31

Gratitude **TRACKER**

USE THE STEPPING BLOCKS BELOW TO FILL IN THE DAYS
WHERE YOU FELT GRATEFUL.

MONTH: _____

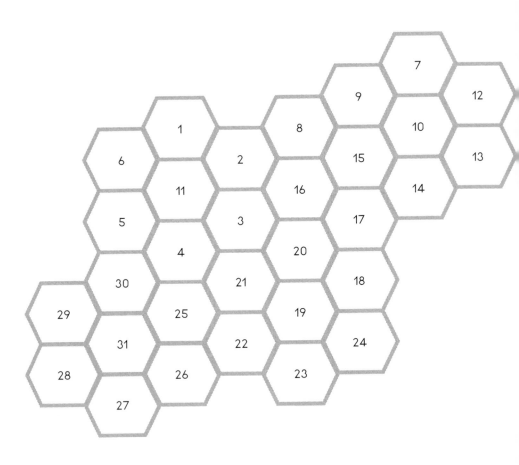

Gratitude **LOG**

DAY	TODAY I AM GRATEFUL FOR:
1	
2	
3	
4	
5	
6	
7	
8	
9	
10	
11	
12	
13	
14	
15	
16	
17	
18	
19	
20	
21	
22	
23	
24	
25	
26	
27	
28	
29	
30	
31	

GRATEFUL *Heart*

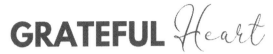

WHAT I AM MOST GRATEFUL FOR

PEOPLE

1 _____
2 _____
3 _____
4 _____
5 _____
6 _____
7 _____

PLACES

1 _____
2 _____
3 _____
4 _____
5 _____
6 _____
7 _____

MEMORIES

1 _____
2 _____
3 _____
4 _____
5 _____
6 _____
7 _____

PERSONAL MILESTONES

1 _____
2 _____
3 _____
4 _____
5 _____
6 _____
7 _____

WORK LIFE

1 _____
2 _____
3 _____
4 _____
5 _____
6 _____
7 _____

OTHER

1 _____
2 _____
3 _____
4 _____
5 _____
6 _____
7 _____

Workouts

✦ 31 DAY PLANNER ✦

FOCUS

MONTH	JAN FEB MAR APR MAY JUN JUL AUG SEP OCT NOV DEC

TOP WORKOUT GOALS

FAVORITE WORKOUTS

NOTES

DATE	WORKOUT SUMMARY	TIME	✓
1.			○
2.			○
3.			○
4.			○
5.			○
6.			○
7.			○
8.			○
9.			○
10.			○
11.			○
12.			○
13.			○
14.			○
15.			○
16.			○
17.			○
18.			○
19.			○
20.			○
21.			○
22.			○
23.			○
24.			○
25.			○
26.			○
27.			○
28.			○
29.			○
30.			○
31.			○

SLEEP LOG

YEAR: MONTH:

DAY	HOURS SLEPT	NOTES
1	7 8 9 10 11 12 1 2 3 4 5 6 7 8 9 10 11 12 13	
2	7 8 9 10 11 12 1 2 3 4 5 6 7 8 9 10 11 12 13	
3	7 8 9 10 11 12 1 2 3 4 5 6 7 8 9 10 11 12 13	
4	7 8 9 10 11 12 1 2 3 4 5 6 7 8 9 10 11 12 13	
5	7 8 9 10 11 12 1 2 3 4 5 6 7 8 9 10 11 12 13	
6	7 8 9 10 11 12 1 2 3 4 5 6 7 8 9 10 11 12 13	
7	7 8 9 10 11 12 1 2 3 4 5 6 7 8 9 10 11 12 13	
8	7 8 9 10 11 12 1 2 3 4 5 6 7 8 9 10 11 12 13	
9	7 8 9 10 11 12 1 2 3 4 5 6 7 8 9 10 11 12 13	
10	7 8 9 10 11 12 1 2 3 4 5 6 7 8 9 10 11 12 13	
11	7 8 9 10 11 12 1 2 3 4 5 6 7 8 9 10 11 12 13	
12	7 8 9 10 11 12 1 2 3 4 5 6 7 8 9 10 11 12 13	
13	7 8 9 10 11 12 1 2 3 4 5 6 7 8 9 10 11 12 13	
14	7 8 9 10 11 12 1 2 3 4 5 6 7 8 9 10 11 12 13	
15	7 8 9 10 11 12 1 2 3 4 5 6 7 8 9 10 11 12 13	
16	7 8 9 10 11 12 1 2 3 4 5 6 7 8 9 10 11 12 13	
17	7 8 9 10 11 12 1 2 3 4 5 6 7 8 9 10 11 12 13	
18	7 8 9 10 11 12 1 2 3 4 5 6 7 8 9 10 11 12 13	
19	7 8 9 10 11 12 1 2 3 4 5 6 7 8 9 10 11 12 13	
20	7 8 9 10 11 12 1 2 3 4 5 6 7 8 9 10 11 12 13	
21	7 8 9 10 11 12 1 2 3 4 5 6 7 8 9 10 11 12 13	
22	7 8 9 10 11 12 1 2 3 4 5 6 7 8 9 10 11 12 13	
23	7 8 9 10 11 12 1 2 3 4 5 6 7 8 9 10 11 12 13	
24	7 8 9 10 11 12 1 2 3 4 5 6 7 8 9 10 11 12 13	
25	7 8 9 10 11 12 1 2 3 4 5 6 7 8 9 10 11 12 13	
26	7 8 9 10 11 12 1 2 3 4 5 6 7 8 9 10 11 12 13	
27	7 8 9 10 11 12 1 2 3 4 5 6 7 8 9 10 11 12 13	
28	7 8 9 10 11 12 1 2 3 4 5 6 7 8 9 10 11 12 13	
29	7 8 9 10 11 12 1 2 3 4 5 6 7 8 9 10 11 12 13	
30	7 8 9 10 11 12 1 2 3 4 5 6 7 8 9 10 11 12 13	
31	7 8 9 10 11 12 1 2 3 4 5 6 7 8 9 10 11 12 13	

Self -Care Goals

TIME FRAME	MY GOALS	STEPS I'LL TAKE

Self-Care CHECKLIST

Month _____

MORNING ROUTINE

1 2 3 4 5 6 7 8 9 10 11 12 13 14 15 16 17 18 19 20 21 22 23 24 25 26 27 28 29 30 31

AFTERNOON ROUTINE

1 2 3 4 5 6 7 8 9 10 11 12 13 14 15 16 17 18 19 20 21 22 23 24 25 26 27 28 29 30 31

EVENING ROUTINE

1 2 3 4 5 6 7 8 9 10 11 12 13 14 15 16 17 18 19 20 21 22 23 24 25 26 27 28 29 30 31

MONTHLY REFLECTION

Monthly MOOD LOG

HAPPY

SAD

TIRED

SICK

STRESSED

UNHAPPY

EXCITED

ANGRY

NERVOUS

ENERGETIC

FOCUSED

MOTIVATED

MONTH

1 2 3 4 5 6 7 8 9 10 11 12 13 14 15 16 17 18 19 20 21 22 23 24 25 26 27 28 29 30 31

Gratitude **TRACKER**

USE THE STEPPING BLOCKS BELOW TO FILL IN THE DAYS
WHERE YOU FELT GRATEFUL.

MONTH: _____

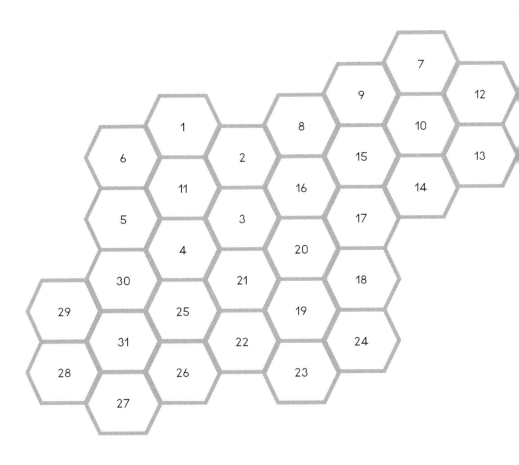

Gratitude LOG

MONTH : _____

DAY	TODAY I AM GRATEFUL FOR:
1	
2	
3	
4	
5	
6	
7	
8	
9	
10	
11	
12	
13	
14	
15	
16	
17	
18	
19	
20	
21	
22	
23	
24	
25	
26	
27	
28	
29	
30	
31	

GRATEFUL *Heart*

WHAT I AM MOST GRATEFUL FOR

PEOPLE

1 _____
2 _____
3 _____
4 _____
5 _____
6 _____
7 _____

PLACES

1 _____
2 _____
3 _____
4 _____
5 _____
6 _____
7 _____

MEMORIES

1 _____
2 _____
3 _____
4 _____
5 _____
6 _____
7 _____

PERSONAL MILESTONES

1 _____
2 _____
3 _____
4 _____
5 _____
6 _____
7 _____

WORK LIFE

1 _____
2 _____
3 _____
4 _____
5 _____
6 _____
7 _____

OTHER

1 _____
2 _____
3 _____
4 _____
5 _____
6 _____
7 _____

Workouts

✦ 31 DAY PLANNER ✦

MONTH	JAN	FEB	MAR	APR	MAY	JUN	JUL	AUG	SEP	OCT	NOV	DEC

TOP WORKOUT GOALS

FAVORITE WORKOUTS

NOTES

DATE	WORKOUT SUMMARY	TIME	✓
1.			○
2.			○
3.			○
4.			○
5.			○
6.			○
7.			○
8.			○
9.			○
10.			○
11.			○
12.			○
13.			○
14.			○
15.			○
16.			○
17.			○
18.			○
19.			○
20.			○
21.			○
22.			○
23.			○
24.			○
25.			○
26.			○
27.			○
28.			○
29.			○
30.			○
31.			○

SLEEP LOG

YEAR:	MONTH:

DAY	HOURS SLEPT	NOTES
1	7 8 9 10 11 12 1 2 3 4 5 6 7 8 9 10 11 12 13	
2	7 8 9 10 11 12 1 2 3 4 5 6 7 8 9 10 11 12 13	
3	7 8 9 10 11 12 1 2 3 4 5 6 7 8 9 10 11 12 13	
4	7 8 9 10 11 12 1 2 3 4 5 6 7 8 9 10 11 12 13	
5	7 8 9 10 11 12 1 2 3 4 5 6 7 8 9 10 11 12 13	
6	7 8 9 10 11 12 1 2 3 4 5 6 7 8 9 10 11 12 13	
7	7 8 9 10 11 12 1 2 3 4 5 6 7 8 9 10 11 12 13	
8	7 8 9 10 11 12 1 2 3 4 5 6 7 8 9 10 11 12 13	
9	7 8 9 10 11 12 1 2 3 4 5 6 7 8 9 10 11 12 13	
10	7 8 9 10 11 12 1 2 3 4 5 6 7 8 9 10 11 12 13	
11	7 8 9 10 11 12 1 2 3 4 5 6 7 8 9 10 11 12 13	
12	7 8 9 10 11 12 1 2 3 4 5 6 7 8 9 10 11 12 13	
13	7 8 9 10 11 12 1 2 3 4 5 6 7 8 9 10 11 12 13	
14	7 8 9 10 11 12 1 2 3 4 5 6 7 8 9 10 11 12 13	
15	7 8 9 10 11 12 1 2 3 4 5 6 7 8 9 10 11 12 13	
16	7 8 9 10 11 12 1 2 3 4 5 6 7 8 9 10 11 12 13	
17	7 8 9 10 11 12 1 2 3 4 5 6 7 8 9 10 11 12 13	
18	7 8 9 10 11 12 1 2 3 4 5 6 7 8 9 10 11 12 13	
19	7 8 9 10 11 12 1 2 3 4 5 6 7 8 9 10 11 12 13	
20	7 8 9 10 11 12 1 2 3 4 5 6 7 8 9 10 11 12 13	
21	7 8 9 10 11 12 1 2 3 4 5 6 7 8 9 10 11 12 13	
22	7 8 9 10 11 12 1 2 3 4 5 6 7 8 9 10 11 12 13	
23	7 8 9 10 11 12 1 2 3 4 5 6 7 8 9 10 11 12 13	
24	7 8 9 10 11 12 1 2 3 4 5 6 7 8 9 10 11 12 13	
25	7 8 9 10 11 12 1 2 3 4 5 6 7 8 9 10 11 12 13	
26	7 8 9 10 11 12 1 2 3 4 5 6 7 8 9 10 11 12 13	
27	7 8 9 10 11 12 1 2 3 4 5 6 7 8 9 10 11 12 13	
28	7 8 9 10 11 12 1 2 3 4 5 6 7 8 9 10 11 12 13	
29	7 8 9 10 11 12 1 2 3 4 5 6 7 8 9 10 11 12 13	
30	7 8 9 10 11 12 1 2 3 4 5 6 7 8 9 10 11 12 13	
31	7 8 9 10 11 12 1 2 3 4 5 6 7 8 9 10 11 12 13	

Self -Care Goals

TIME FRAME	MY GOALS	STEPS I'LL TAKE

Self-Care CHECKLIST

Month _____

MORNING ROUTINE

1 2 3 4 5 6 7 8 9 10 11 12 13 14 15 16 17 18 19 20 21 22 23 24 25 26 27 28 29 30 31

AFTERNOON ROUTINE

1 2 3 4 5 6 7 8 9 10 11 12 13 14 15 16 17 18 19 20 21 22 23 24 25 26 27 28 29 30 31

EVENING ROUTINE

1 2 3 4 5 6 7 8 9 10 11 12 13 14 15 16 17 18 19 20 21 22 23 24 25 26 27 28 29 30 31

MONTHLY REFLECTION

Monthly MOOD LOG

HAPPY

SAD

TIRED

SICK

STRESSED

UNHAPPY

EXCITED

ANGRY

NERVOUS

ENERGETIC

FOCUSED

MOTIVATED

MONTH

1 2 3 4 5 6 7 8 9 10 11 12 13 14 15 16 17 18 19 20 21 22 23 24 25 26 27 28 29 30 31

Gratitude TRACKER

USE THE STEPPING BLOCKS BELOW TO FILL IN THE DAYS
WHERE YOU FELT GRATEFUL.

MONTH: _____

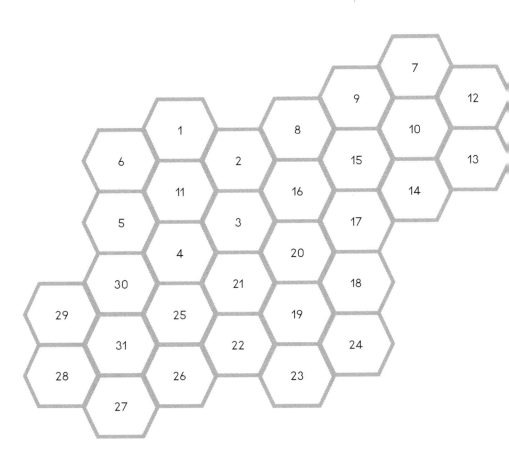

Gratitude **LOG**

MONTH : _____

DAY	TODAY I AM GRATEFUL FOR:
1	
2	
3	
4	
5	
6	
7	
8	
9	
10	
11	
12	
13	
14	
15	
16	
17	
18	
19	
20	
21	
22	
23	
24	
25	
26	
27	
28	
29	
30	
31	

GRATEFUL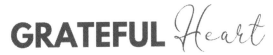

WHAT I AM MOST GRATEFUL FOR

PEOPLE

1 _____
2 _____
3 _____
4 _____
5 _____
6 _____
7 _____

PLACES

1 _____
2 _____
3 _____
4 _____
5 _____
6 _____
7 _____

MEMORIES

1 _____
2 _____
3 _____
4 _____
5 _____
6 _____
7 _____

PERSONAL MILESTONES

1 _____
2 _____
3 _____
4 _____
5 _____
6 _____
7 _____

WORK LIFE

1 _____
2 _____
3 _____
4 _____
5 _____
6 _____
7 _____

OTHER

1 _____
2 _____
3 _____
4 _____
5 _____
6 _____
7 _____

Workouts
✦ 31 DAY PLANNER ✦

MONTH	JAN FEB MAR APR MAY JUN JUL AUG SEP OCT NOV DEC

TOP WORKOUT GOALS

....
....
....
....
....
....

FAVORITE WORKOUTS

....
....
....
....
....
....
....
....

NOTES

....
....
....
....
....
....
....
....
....
....
....

DATE	WORKOUT SUMMARY	TIME	✓
1.			○
2.			○
3.			○
4.			○
5.			○
6.			○
7.			○
8.			○
9.			○
10.			○
11.			○
12.			○
13.			○
14.			○
15.			○
16.			○
17.			○
18.			○
19.			○
20.			○
21.			○
22.			○
23.			○
24.			○
25.			○
26.			○
27.			○
28.			○
29.			○
30.			○
31.			○

SLEEP LOG

YEAR: MONTH:

DAY	HOURS SLEPT	NOTES
1	7 8 9 10 11 12 1 2 3 4 5 6 7 8 9 10 11 12 13	
2	7 8 9 10 11 12 1 2 3 4 5 6 7 8 9 10 11 12 13	
3	7 8 9 10 11 12 1 2 3 4 5 6 7 8 9 10 11 12 13	
4	7 8 9 10 11 12 1 2 3 4 5 6 7 8 9 10 11 12 13	
5	7 8 9 10 11 12 1 2 3 4 5 6 7 8 9 10 11 12 13	
6	7 8 9 10 11 12 1 2 3 4 5 6 7 8 9 10 11 12 13	
7	7 8 9 10 11 12 1 2 3 4 5 6 7 8 9 10 11 12 13	
8	7 8 9 10 11 12 1 2 3 4 5 6 7 8 9 10 11 12 13	
9	7 8 9 10 11 12 1 2 3 4 5 6 7 8 9 10 11 12 13	
10	7 8 9 10 11 12 1 2 3 4 5 6 7 8 9 10 11 12 13	
11	7 8 9 10 11 12 1 2 3 4 5 6 7 8 9 10 11 12 13	
12	7 8 9 10 11 12 1 2 3 4 5 6 7 8 9 10 11 12 13	
13	7 8 9 10 11 12 1 2 3 4 5 6 7 8 9 10 11 12 13	
14	7 8 9 10 11 12 1 2 3 4 5 6 7 8 9 10 11 12 13	
15	7 8 9 10 11 12 1 2 3 4 5 6 7 8 9 10 11 12 13	
16	7 8 9 10 11 12 1 2 3 4 5 6 7 8 9 10 11 12 13	
17	7 8 9 10 11 12 1 2 3 4 5 6 7 8 9 10 11 12 13	
18	7 8 9 10 11 12 1 2 3 4 5 6 7 8 9 10 11 12 13	
19	7 8 9 10 11 12 1 2 3 4 5 6 7 8 9 10 11 12 13	
20	7 8 9 10 11 12 1 2 3 4 5 6 7 8 9 10 11 12 13	
21	7 8 9 10 11 12 1 2 3 4 5 6 7 8 9 10 11 12 13	
22	7 8 9 10 11 12 1 2 3 4 5 6 7 8 9 10 11 12 13	
23	7 8 9 10 11 12 1 2 3 4 5 6 7 8 9 10 11 12 13	
24	7 8 9 10 11 12 1 2 3 4 5 6 7 8 9 10 11 12 13	
25	7 8 9 10 11 12 1 2 3 4 5 6 7 8 9 10 11 12 13	
26	7 8 9 10 11 12 1 2 3 4 5 6 7 8 9 10 11 12 13	
27	7 8 9 10 11 12 1 2 3 4 5 6 7 8 9 10 11 12 13	
28	7 8 9 10 11 12 1 2 3 4 5 6 7 8 9 10 11 12 13	
29	7 8 9 10 11 12 1 2 3 4 5 6 7 8 9 10 11 12 13	
30	7 8 9 10 11 12 1 2 3 4 5 6 7 8 9 10 11 12 13	
31	7 8 9 10 11 12 1 2 3 4 5 6 7 8 9 10 11 12 13	

Self -Care Goals

TIME FRAME	MY GOALS	STEPS I'LL TAKE

Self-Care CHECKLIST

Month _____

MORNING ROUTINE

1 2 3 4 5 6 7 8 9 10 11 12 13 14 15 16 17 18 19 20 21 22 23 24 25 26 27 28 29 30 31

AFTERNOON ROUTINE

1 2 3 4 5 6 7 8 9 10 11 12 13 14 15 16 17 18 19 20 21 22 23 24 25 26 27 28 29 30 31

EVENING ROUTINE

1 2 3 4 5 6 7 8 9 10 11 12 13 14 15 16 17 18 19 20 21 22 23 24 25 26 27 28 29 30 31

MONTHLY REFLECTION

Monthly **MOOD LOG**

HAPPY	SAD	TIRED	

SICK	STRESSED	UNHAPPY	

EXCITED	ANGRY	NERVOUS	

ENERGETIC	FOCUSED	MOTIVATED	

MONTH

1 2 3 4 5 6 7 8 9 10 11 12 13 14 15 16 17 18 19 20 21 22 23 24 25 26 27 28 29 30 31

Gratitude TRACKER

USE THE STEPPING BLOCKS BELOW TO FILL IN THE DAYS
WHERE YOU FELT GRATEFUL.

MONTH: _____

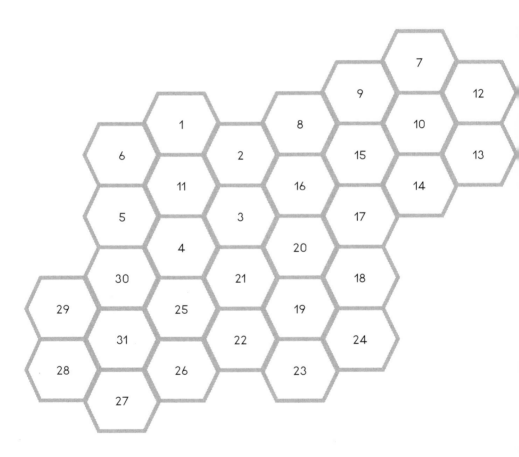

Gratitude LOG

DAY	TODAY I AM GRATEFUL FOR:
1	
2	
3	
4	
5	
6	
7	
8	
9	
10	
11	
12	
13	
14	
15	
16	
17	
18	
19	
20	
21	
22	
23	
24	
25	
26	
27	
28	
29	
30	
31	

GRATEFUL 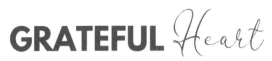 Heart

WHAT I AM MOST GRATEFUL FOR

PEOPLE

1 _____
2 _____
3 _____
4 _____
5 _____
6 _____
7 _____

PLACES

1 _____
2 _____
3 _____
4 _____
5 _____
6 _____
7 _____

MEMORIES

1 _____
2 _____
3 _____
4 _____
5 _____
6 _____
7 _____

PERSONAL MILESTONES

1 _____
2 _____
3 _____
4 _____
5 _____
6 _____
7 _____

WORK LIFE

1 _____
2 _____
3 _____
4 _____
5 _____
6 _____
7 _____

OTHER

1 _____
2 _____
3 _____
4 _____
5 _____
6 _____
7 _____

Workouts

+ 31 DAY PLANNER +

MONTH	JAN FEB MAR APR MAY JUN JUL AUG SEP OCT NOV DEC

TOP WORKOUT GOALS

....
....
....
....
....
....

FAVORITE WORKOUTS

....
....
....
....
....
....
....
....
....

NOTES

....
....
....
....
....
....
....
....
....
....
....

DATE	WORKOUT SUMMARY	TIME	✓
1.			○
2.			○
3.			○
4.			○
5.			○
6.			○
7.			○
8.			○
9.			○
10.			○
11.			○
12.			○
13.			○
14.			○
15.			○
16.			○
17.			○
18.			○
19.			○
20.			○
21.			○
22.			○
23.			○
24.			○
25.			○
26.			○
27.			○
28.			○
29.			○
30.			○
31.			○

SLEEP LOG

YEAR: MONTH:

DAY	HOURS SLEPT	NOTES
1	7 8 9 10 11 12 1 2 3 4 5 6 7 8 9 10 11 12 13	
2	7 8 9 10 11 12 1 2 3 4 5 6 7 8 9 10 11 12 13	
3	7 8 9 10 11 12 1 2 3 4 5 6 7 8 9 10 11 12 13	
4	7 8 9 10 11 12 1 2 3 4 5 6 7 8 9 10 11 12 13	
5	7 8 9 10 11 12 1 2 3 4 5 6 7 8 9 10 11 12 13	
6	7 8 9 10 11 12 1 2 3 4 5 6 7 8 9 10 11 12 13	
7	7 8 9 10 11 12 1 2 3 4 5 6 7 8 9 10 11 12 13	
8	7 8 9 10 11 12 1 2 3 4 5 6 7 8 9 10 11 12 13	
9	7 8 9 10 11 12 1 2 3 4 5 6 7 8 9 10 11 12 13	
10	7 8 9 10 11 12 1 2 3 4 5 6 7 8 9 10 11 12 13	
11	7 8 9 10 11 12 1 2 3 4 5 6 7 8 9 10 11 12 13	
12	7 8 9 10 11 12 1 2 3 4 5 6 7 8 9 10 11 12 13	
13	7 8 9 10 11 12 1 2 3 4 5 6 7 8 9 10 11 12 13	
14	7 8 9 10 11 12 1 2 3 4 5 6 7 8 9 10 11 12 13	
15	7 8 9 10 11 12 1 2 3 4 5 6 7 8 9 10 11 12 13	
16	7 8 9 10 11 12 1 2 3 4 5 6 7 8 9 10 11 12 13	
17	7 8 9 10 11 12 1 2 3 4 5 6 7 8 9 10 11 12 13	
18	7 8 9 10 11 12 1 2 3 4 5 6 7 8 9 10 11 12 13	
19	7 8 9 10 11 12 1 2 3 4 5 6 7 8 9 10 11 12 13	
20	7 8 9 10 11 12 1 2 3 4 5 6 7 8 9 10 11 12 13	
21	7 8 9 10 11 12 1 2 3 4 5 6 7 8 9 10 11 12 13	
22	7 8 9 10 11 12 1 2 3 4 5 6 7 8 9 10 11 12 13	
23	7 8 9 10 11 12 1 2 3 4 5 6 7 8 9 10 11 12 13	
24	7 8 9 10 11 12 1 2 3 4 5 6 7 8 9 10 11 12 13	
25	7 8 9 10 11 12 1 2 3 4 5 6 7 8 9 10 11 12 13	
26	7 8 9 10 11 12 1 2 3 4 5 6 7 8 9 10 11 12 13	
27	7 8 9 10 11 12 1 2 3 4 5 6 7 8 9 10 11 12 13	
28	7 8 9 10 11 12 1 2 3 4 5 6 7 8 9 10 11 12 13	
29	7 8 9 10 11 12 1 2 3 4 5 6 7 8 9 10 11 12 13	
30	7 8 9 10 11 12 1 2 3 4 5 6 7 8 9 10 11 12 13	
31	7 8 9 10 11 12 1 2 3 4 5 6 7 8 9 10 11 12 13	

Self-Care Goals

TIME FRAME	MY GOALS	STEPS I'LL TAKE

Self-Care CHECKLIST

Month _____

MORNING ROUTINE

	1	2	3	4	5	6	7	8	9	10	11	12	13	14	15	16	17	18	19	20	21	22	23	24	25	26	27	28	29	30	31
	☐	☐	☐	☐	☐	☐	☐	☐	☐	☐	☐	☐	☐	☐	☐	☐	☐	☐	☐	☐	☐	☐	☐	☐	☐	☐	☐	☐	☐	☐	☐
	☐	☐	☐	☐	☐	☐	☐	☐	☐	☐	☐	☐	☐	☐	☐	☐	☐	☐	☐	☐	☐	☐	☐	☐	☐	☐	☐	☐	☐	☐	☐
	☐	☐	☐	☐	☐	☐	☐	☐	☐	☐	☐	☐	☐	☐	☐	☐	☐	☐	☐	☐	☐	☐	☐	☐	☐	☐	☐	☐	☐	☐	☐
	☐	☐	☐	☐	☐	☐	☐	☐	☐	☐	☐	☐	☐	☐	☐	☐	☐	☐	☐	☐	☐	☐	☐	☐	☐	☐	☐	☐	☐	☐	☐
	☐	☐	☐	☐	☐	☐	☐	☐	☐	☐	☐	☐	☐	☐	☐	☐	☐	☐	☐	☐	☐	☐	☐	☐	☐	☐	☐	☐	☐	☐	☐
	☐	☐	☐	☐	☐	☐	☐	☐	☐	☐	☐	☐	☐	☐	☐	☐	☐	☐	☐	☐	☐	☐	☐	☐	☐	☐	☐	☐	☐	☐	☐
	☐	☐	☐	☐	☐	☐	☐	☐	☐	☐	☐	☐	☐	☐	☐	☐	☐	☐	☐	☐	☐	☐	☐	☐	☐	☐	☐	☐	☐	☐	☐

AFTERNOON ROUTINE

	1	2	3	4	5	6	7	8	9	10	11	12	13	14	15	16	17	18	19	20	21	22	23	24	25	26	27	28	29	30	31
	☐	☐	☐	☐	☐	☐	☐	☐	☐	☐	☐	☐	☐	☐	☐	☐	☐	☐	☐	☐	☐	☐	☐	☐	☐	☐	☐	☐	☐	☐	☐
	☐	☐	☐	☐	☐	☐	☐	☐	☐	☐	☐	☐	☐	☐	☐	☐	☐	☐	☐	☐	☐	☐	☐	☐	☐	☐	☐	☐	☐	☐	☐
	☐	☐	☐	☐	☐	☐	☐	☐	☐	☐	☐	☐	☐	☐	☐	☐	☐	☐	☐	☐	☐	☐	☐	☐	☐	☐	☐	☐	☐	☐	☐
	☐	☐	☐	☐	☐	☐	☐	☐	☐	☐	☐	☐	☐	☐	☐	☐	☐	☐	☐	☐	☐	☐	☐	☐	☐	☐	☐	☐	☐	☐	☐
	☐	☐	☐	☐	☐	☐	☐	☐	☐	☐	☐	☐	☐	☐	☐	☐	☐	☐	☐	☐	☐	☐	☐	☐	☐	☐	☐	☐	☐	☐	☐
	☐	☐	☐	☐	☐	☐	☐	☐	☐	☐	☐	☐	☐	☐	☐	☐	☐	☐	☐	☐	☐	☐	☐	☐	☐	☐	☐	☐	☐	☐	☐
	☐	☐	☐	☐	☐	☐	☐	☐	☐	☐	☐	☐	☐	☐	☐	☐	☐	☐	☐	☐	☐	☐	☐	☐	☐	☐	☐	☐	☐	☐	☐

EVENING ROUTINE

	1	2	3	4	5	6	7	8	9	10	11	12	13	14	15	16	17	18	19	20	21	22	23	24	25	26	27	28	29	30	31
	☐	☐	☐	☐	☐	☐	☐	☐	☐	☐	☐	☐	☐	☐	☐	☐	☐	☐	☐	☐	☐	☐	☐	☐	☐	☐	☐	☐	☐	☐	☐
	☐	☐	☐	☐	☐	☐	☐	☐	☐	☐	☐	☐	☐	☐	☐	☐	☐	☐	☐	☐	☐	☐	☐	☐	☐	☐	☐	☐	☐	☐	☐
	☐	☐	☐	☐	☐	☐	☐	☐	☐	☐	☐	☐	☐	☐	☐	☐	☐	☐	☐	☐	☐	☐	☐	☐	☐	☐	☐	☐	☐	☐	☐
	☐	☐	☐	☐	☐	☐	☐	☐	☐	☐	☐	☐	☐	☐	☐	☐	☐	☐	☐	☐	☐	☐	☐	☐	☐	☐	☐	☐	☐	☐	☐
	☐	☐	☐	☐	☐	☐	☐	☐	☐	☐	☐	☐	☐	☐	☐	☐	☐	☐	☐	☐	☐	☐	☐	☐	☐	☐	☐	☐	☐	☐	☐
	☐	☐	☐	☐	☐	☐	☐	☐	☐	☐	☐	☐	☐	☐	☐	☐	☐	☐	☐	☐	☐	☐	☐	☐	☐	☐	☐	☐	☐	☐	☐
	☐	☐	☐	☐	☐	☐	☐	☐	☐	☐	☐	☐	☐	☐	☐	☐	☐	☐	☐	☐	☐	☐	☐	☐	☐	☐	☐	☐	☐	☐	☐

MONTHLY REFLECTION

Monthly **MOOD LOG**

HAPPY	SAD	TIRED	

SICK	STRESSED	UNHAPPY	

EXCITED	ANGRY	NERVOUS	

ENERGETIC	FOCUSED	MOTIVATED	

MONTH

1 2 3 4 5 6 7 8 9 10 11 12 13 14 15 16 17 18 19 20 21 22 23 24 25 26 27 28 29 30 31

Gratitude TRACKER

USE THE STEPPING BLOCKS BELOW TO FILL IN THE DAYS
WHERE YOU FELT GRATEFUL.

MONTH: _____

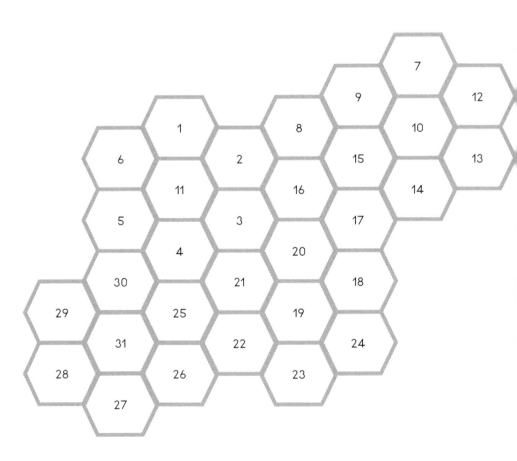

Gratitude LOG

DAY	TODAY I AM GRATEFUL FOR:
1	
2	
3	
4	
5	
6	
7	
8	
9	
10	
11	
12	
13	
14	
15	
16	
17	
18	
19	
20	
21	
22	
23	
24	
25	
26	
27	
28	
29	
30	
31	

GRATEFUL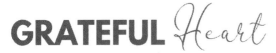

WHAT I AM MOST GRATEFUL FOR

PEOPLE

1 _____
2 _____
3 _____
4 _____
5 _____
6 _____
7 _____

PLACES

1 _____
2 _____
3 _____
4 _____
5 _____
6 _____
7 _____

MEMORIES

1 _____
2 _____
3 _____
4 _____
5 _____
6 _____
7 _____

PERSONAL MILESTONES

1 _____
2 _____
3 _____
4 _____
5 _____
6 _____
7 _____

WORK LIFE

1 _____
2 _____
3 _____
4 _____
5 _____
6 _____
7 _____

OTHER

1 _____
2 _____
3 _____
4 _____
5 _____
6 _____
7 _____

Workouts

✛ 31 DAY PLANNER ✛

MONTH	JAN FEB MAR APR MAY JUN JUL AUG SEP OCT NOV DEC

TOP WORKOUT GOALS

DATE	WORKOUT SUMMARY	TIME	✓
1.			○
2.			○
3.			○
4.			○
5.			○
6.			○
7.			○
8.			○
9.			○
10.			○
11.			○
12.			○
13.			○
14.			○
15.			○
16.			○
17.			○
18.			○
19.			○
20.			○
21.			○
22.			○
23.			○
24.			○
25.			○
26.			○
27.			○
28.			○
29.			○
30.			○
31.			○

FAVORITE WORKOUTS

NOTES

SLEEP LOG

YEAR: MONTH:

DAY	HOURS SLEPT	NOTES
1	7 8 9 10 11 12 1 2 3 4 5 6 7 8 9 10 11 12 13	
2	7 8 9 10 11 12 1 2 3 4 5 6 7 8 9 10 11 12 13	
3	7 8 9 10 11 12 1 2 3 4 5 6 7 8 9 10 11 12 13	
4	7 8 9 10 11 12 1 2 3 4 5 6 7 8 9 10 11 12 13	
5	7 8 9 10 11 12 1 2 3 4 5 6 7 8 9 10 11 12 13	
6	7 8 9 10 11 12 1 2 3 4 5 6 7 8 9 10 11 12 13	
7	7 8 9 10 11 12 1 2 3 4 5 6 7 8 9 10 11 12 13	
8	7 8 9 10 11 12 1 2 3 4 5 6 7 8 9 10 11 12 13	
9	7 8 9 10 11 12 1 2 3 4 5 6 7 8 9 10 11 12 13	
10	7 8 9 10 11 12 1 2 3 4 5 6 7 8 9 10 11 12 13	
11	7 8 9 10 11 12 1 2 3 4 5 6 7 8 9 10 11 12 13	
12	7 8 9 10 11 12 1 2 3 4 5 6 7 8 9 10 11 12 13	
13	7 8 9 10 11 12 1 2 3 4 5 6 7 8 9 10 11 12 13	
14	7 8 9 10 11 12 1 2 3 4 5 6 7 8 9 10 11 12 13	
15	7 8 9 10 11 12 1 2 3 4 5 6 7 8 9 10 11 12 13	
16	7 8 9 10 11 12 1 2 3 4 5 6 7 8 9 10 11 12 13	
17	7 8 9 10 11 12 1 2 3 4 5 6 7 8 9 10 11 12 13	
18	7 8 9 10 11 12 1 2 3 4 5 6 7 8 9 10 11 12 13	
19	7 8 9 10 11 12 1 2 3 4 5 6 7 8 9 10 11 12 13	
20	7 8 9 10 11 12 1 2 3 4 5 6 7 8 9 10 11 12 13	
21	7 8 9 10 11 12 1 2 3 4 5 6 7 8 9 10 11 12 13	
22	7 8 9 10 11 12 1 2 3 4 5 6 7 8 9 10 11 12 13	
23	7 8 9 10 11 12 1 2 3 4 5 6 7 8 9 10 11 12 13	
24	7 8 9 10 11 12 1 2 3 4 5 6 7 8 9 10 11 12 13	
25	7 8 9 10 11 12 1 2 3 4 5 6 7 8 9 10 11 12 13	
26	7 8 9 10 11 12 1 2 3 4 5 6 7 8 9 10 11 12 13	
27	7 8 9 10 11 12 1 2 3 4 5 6 7 8 9 10 11 12 13	
28	7 8 9 10 11 12 1 2 3 4 5 6 7 8 9 10 11 12 13	
29	7 8 9 10 11 12 1 2 3 4 5 6 7 8 9 10 11 12 13	
30	7 8 9 10 11 12 1 2 3 4 5 6 7 8 9 10 11 12 13	
31	7 8 9 10 11 12 1 2 3 4 5 6 7 8 9 10 11 12 13	

Self -Care Goals

TIME FRAME	MY GOALS	STEPS I'LL TAKE

Self-Care CHECKLIST

Month _____

MORNING ROUTINE

	1	2	3	4	5	6	7	8	9	10	11	12	13	14	15	16	17	18	19	20	21	22	23	24	25	26	27	28	29	30	31
	☐	☐	☐	☐	☐	☐	☐	☐	☐	☐	☐	☐	☐	☐	☐	☐	☐	☐	☐	☐	☐	☐	☐	☐	☐	☐	☐	☐	☐	☐	☐
	☐	☐	☐	☐	☐	☐	☐	☐	☐	☐	☐	☐	☐	☐	☐	☐	☐	☐	☐	☐	☐	☐	☐	☐	☐	☐	☐	☐	☐	☐	☐
	☐	☐	☐	☐	☐	☐	☐	☐	☐	☐	☐	☐	☐	☐	☐	☐	☐	☐	☐	☐	☐	☐	☐	☐	☐	☐	☐	☐	☐	☐	☐
	☐	☐	☐	☐	☐	☐	☐	☐	☐	☐	☐	☐	☐	☐	☐	☐	☐	☐	☐	☐	☐	☐	☐	☐	☐	☐	☐	☐	☐	☐	☐
	☐	☐	☐	☐	☐	☐	☐	☐	☐	☐	☐	☐	☐	☐	☐	☐	☐	☐	☐	☐	☐	☐	☐	☐	☐	☐	☐	☐	☐	☐	☐
	☐	☐	☐	☐	☐	☐	☐	☐	☐	☐	☐	☐	☐	☐	☐	☐	☐	☐	☐	☐	☐	☐	☐	☐	☐	☐	☐	☐	☐	☐	☐
	☐	☐	☐	☐	☐	☐	☐	☐	☐	☐	☐	☐	☐	☐	☐	☐	☐	☐	☐	☐	☐	☐	☐	☐	☐	☐	☐	☐	☐	☐	☐

AFTERNOON ROUTINE

	1	2	3	4	5	6	7	8	9	10	11	12	13	14	15	16	17	18	19	20	21	22	23	24	25	26	27	28	29	30	31
	☐	☐	☐	☐	☐	☐	☐	☐	☐	☐	☐	☐	☐	☐	☐	☐	☐	☐	☐	☐	☐	☐	☐	☐	☐	☐	☐	☐	☐	☐	☐
	☐	☐	☐	☐	☐	☐	☐	☐	☐	☐	☐	☐	☐	☐	☐	☐	☐	☐	☐	☐	☐	☐	☐	☐	☐	☐	☐	☐	☐	☐	☐
	☐	☐	☐	☐	☐	☐	☐	☐	☐	☐	☐	☐	☐	☐	☐	☐	☐	☐	☐	☐	☐	☐	☐	☐	☐	☐	☐	☐	☐	☐	☐
	☐	☐	☐	☐	☐	☐	☐	☐	☐	☐	☐	☐	☐	☐	☐	☐	☐	☐	☐	☐	☐	☐	☐	☐	☐	☐	☐	☐	☐	☐	☐
	☐	☐	☐	☐	☐	☐	☐	☐	☐	☐	☐	☐	☐	☐	☐	☐	☐	☐	☐	☐	☐	☐	☐	☐	☐	☐	☐	☐	☐	☐	☐
	☐	☐	☐	☐	☐	☐	☐	☐	☐	☐	☐	☐	☐	☐	☐	☐	☐	☐	☐	☐	☐	☐	☐	☐	☐	☐	☐	☐	☐	☐	☐
	☐	☐	☐	☐	☐	☐	☐	☐	☐	☐	☐	☐	☐	☐	☐	☐	☐	☐	☐	☐	☐	☐	☐	☐	☐	☐	☐	☐	☐	☐	☐

EVENING ROUTINE

	1	2	3	4	5	6	7	8	9	10	11	12	13	14	15	16	17	18	19	20	21	22	23	24	25	26	27	28	29	30	31
	☐	☐	☐	☐	☐	☐	☐	☐	☐	☐	☐	☐	☐	☐	☐	☐	☐	☐	☐	☐	☐	☐	☐	☐	☐	☐	☐	☐	☐	☐	☐
	☐	☐	☐	☐	☐	☐	☐	☐	☐	☐	☐	☐	☐	☐	☐	☐	☐	☐	☐	☐	☐	☐	☐	☐	☐	☐	☐	☐	☐	☐	☐
	☐	☐	☐	☐	☐	☐	☐	☐	☐	☐	☐	☐	☐	☐	☐	☐	☐	☐	☐	☐	☐	☐	☐	☐	☐	☐	☐	☐	☐	☐	☐
	☐	☐	☐	☐	☐	☐	☐	☐	☐	☐	☐	☐	☐	☐	☐	☐	☐	☐	☐	☐	☐	☐	☐	☐	☐	☐	☐	☐	☐	☐	☐
	☐	☐	☐	☐	☐	☐	☐	☐	☐	☐	☐	☐	☐	☐	☐	☐	☐	☐	☐	☐	☐	☐	☐	☐	☐	☐	☐	☐	☐	☐	☐
	☐	☐	☐	☐	☐	☐	☐	☐	☐	☐	☐	☐	☐	☐	☐	☐	☐	☐	☐	☐	☐	☐	☐	☐	☐	☐	☐	☐	☐	☐	☐
	☐	☐	☐	☐	☐	☐	☐	☐	☐	☐	☐	☐	☐	☐	☐	☐	☐	☐	☐	☐	☐	☐	☐	☐	☐	☐	☐	☐	☐	☐	☐

MONTHLY REFLECTION

Monthly **MOOD LOG**

HAPPY	SAD	TIRED	

SICK	STRESSED	UNHAPPY	

EXCITED	ANGRY	NERVOUS	

ENERGETIC	FOCUSED	MOTIVATED	

7 8 9 10
6 11
5 12
4 13
3 14
2 15
1 16

MONTH

31 17
30 18
29 19
28 20
27 21
26 25 24 23 22

Gratitude TRACKER

USE THE STEPPING BLOCKS BELOW TO FILL IN THE DAYS
WHERE YOU FELT GRATEFUL.

MONTH: _____

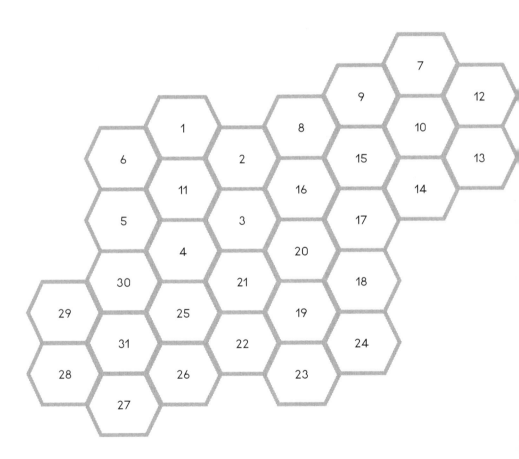

Gratitude LOG

DAY	TODAY I AM GRATEFUL FOR:
1	
2	
3	
4	
5	
6	
7	
8	
9	
10	
11	
12	
13	
14	
15	
16	
17	
18	
19	
20	
21	
22	
23	
24	
25	
26	
27	
28	
29	
30	
31	

GRATEFUL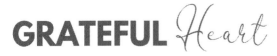

WHAT I AM MOST GRATEFUL FOR

PEOPLE

1 _____
2 _____
3 _____
4 _____
5 _____
6 _____
7 _____

PLACES

1 _____
2 _____
3 _____
4 _____
5 _____
6 _____
7 _____

MEMORIES

1 _____
2 _____
3 _____
4 _____
5 _____
6 _____
7 _____

PERSONAL MILESTONES

1 _____
2 _____
3 _____
4 _____
5 _____
6 _____
7 _____

WORK LIFE

1 _____
2 _____
3 _____
4 _____
5 _____
6 _____
7 _____

OTHER

1 _____
2 _____
3 _____
4 _____
5 _____
6 _____
7 _____

Workouts

+ 31 DAY PLANNER +

MONTH	JAN FEB MAR APR MAY JUN JUL AUG SEP OCT NOV DEC

TOP WORKOUT GOALS

FAVORITE WORKOUTS

NOTES

DATE	WORKOUT SUMMARY	TIME	✓
1.			○
2.			○
3.			○
4.			○
5.			○
6.			○
7.			○
8.			○
9.			○
10.			○
11.			○
12.			○
13.			○
14.			○
15.			○
16.			○
17.			○
18.			○
19.			○
20.			○
21.			○
22.			○
23.			○
24.			○
25.			○
26.			○
27.			○
28.			○
29.			○
30.			○
31.			○

SLEEP LOG

YEAR: MONTH:

DAY	HOURS SLEPT	NOTES
1	7 8 9 10 11 12 1 2 3 4 5 6 7 8 9 10 11 12 13	
2	7 8 9 10 11 12 1 2 3 4 5 6 7 8 9 10 11 12 13	
3	7 8 9 10 11 12 1 2 3 4 5 6 7 8 9 10 11 12 13	
4	7 8 9 10 11 12 1 2 3 4 5 6 7 8 9 10 11 12 13	
5	7 8 9 10 11 12 1 2 3 4 5 6 7 8 9 10 11 12 13	
6	7 8 9 10 11 12 1 2 3 4 5 6 7 8 9 10 11 12 13	
7	7 8 9 10 11 12 1 2 3 4 5 6 7 8 9 10 11 12 13	
8	7 8 9 10 11 12 1 2 3 4 5 6 7 8 9 10 11 12 13	
9	7 8 9 10 11 12 1 2 3 4 5 6 7 8 9 10 11 12 13	
10	7 8 9 10 11 12 1 2 3 4 5 6 7 8 9 10 11 12 13	
11	7 8 9 10 11 12 1 2 3 4 5 6 7 8 9 10 11 12 13	
12	7 8 9 10 11 12 1 2 3 4 5 6 7 8 9 10 11 12 13	
13	7 8 9 10 11 12 1 2 3 4 5 6 7 8 9 10 11 12 13	
14	7 8 9 10 11 12 1 2 3 4 5 6 7 8 9 10 11 12 13	
15	7 8 9 10 11 12 1 2 3 4 5 6 7 8 9 10 11 12 13	
16	7 8 9 10 11 12 1 2 3 4 5 6 7 8 9 10 11 12 13	
17	7 8 9 10 11 12 1 2 3 4 5 6 7 8 9 10 11 12 13	
18	7 8 9 10 11 12 1 2 3 4 5 6 7 8 9 10 11 12 13	
19	7 8 9 10 11 12 1 2 3 4 5 6 7 8 9 10 11 12 13	
20	7 8 9 10 11 12 1 2 3 4 5 6 7 8 9 10 11 12 13	
21	7 8 9 10 11 12 1 2 3 4 5 6 7 8 9 10 11 12 13	
22	7 8 9 10 11 12 1 2 3 4 5 6 7 8 9 10 11 12 13	
23	7 8 9 10 11 12 1 2 3 4 5 6 7 8 9 10 11 12 13	
24	7 8 9 10 11 12 1 2 3 4 5 6 7 8 9 10 11 12 13	
25	7 8 9 10 11 12 1 2 3 4 5 6 7 8 9 10 11 12 13	
26	7 8 9 10 11 12 1 2 3 4 5 6 7 8 9 10 11 12 13	
27	7 8 9 10 11 12 1 2 3 4 5 6 7 8 9 10 11 12 13	
28	7 8 9 10 11 12 1 2 3 4 5 6 7 8 9 10 11 12 13	
29	7 8 9 10 11 12 1 2 3 4 5 6 7 8 9 10 11 12 13	
30	7 8 9 10 11 12 1 2 3 4 5 6 7 8 9 10 11 12 13	
31	7 8 9 10 11 12 1 2 3 4 5 6 7 8 9 10 11 12 13	

Made in the USA
Monee, IL
12 December 2019

18423710R40055